S2 Praxisleitlinien in Psychiatrie und Psychotherapie

Band 2   Behandlungsleitlinie
**Therapeutische Maßnahmen bei aggressivem Verhalten
in der Psychiatrie und Psychotherapie**

T0074224

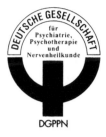

Deutsche Gesellschaft
für Psychiatrie,
Psychotherapie
und Nervenheilkunde
(Hrsg.)

S2 Praxisleitlinien in Psychiatrie und Psychotherapie

Redaktion: W. Gaebel, P. Falkai

BAND 2
Behandlungsleitlinie
Therapeutische Maßnahmen bei aggressivem Verhalten in der Psychiatrie und Psychotherapie

Leitlinienprojektgruppe

Jan Bergk, Sabine Bosch, Martin Driessen, Thomas Kallert,
Regina Ketelsen, Cornelia Klinger, Klaus Laupichler,
Reinhard Peukert, Dirk Richter, Gernot Walter

Federführung
Tilman Steinert

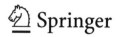

Deutsche Gesellschaft für Psychiatrie, Psychotherapie
und Nervenheilkunde – DGPPN

AWMF Register Nr. 038/015

ISBN 978-3-7985-1899-5 Steinkopff Verlag

Bibliografische Information Der Deutschen Nationalbibliothek
Die Deutsche Nationalbibliothek verzeichnet diese Publikation in der Deutschen Nationalbibliografie; detaillierte bibliografische Daten sind im Internet über http://dnb.d-nb.de
abrufbar.

Steinkopff Verlag
ein Unternehmen von Springer Science+Business Media

www.steinkopff.com

© Steinkopff Verlag 2010
  Printed in Germany

Redaktion: Dr. Annette Gasser   Herstellung: Klemens Schwind
Umschlaggestaltung: Erich Kirchner, Heidelberg
Satz: K+V Fotosatz GmbH, Beerfelden

SPIN 12675340   85/7231-5 4 3 2 1 0 – Gedruckt auf säurefreiem Papier

Vorwort

Aggressives Verhalten im Zusammenhang mit psychischen Erkrankungen ist kein ganz seltenes Phänomen. Ein wirksamer und humaner Umgang mit aggressivem Verhalten, der den Schutz der Patienten und ihrer Umgebung in den Vordergrund stellt, gleichzeitig aber möglichst wenig restriktiv ist – das ist eine der Aufgaben, denen sich die Psychiatrie seit ihren Anfängen gegenüber sieht. Diese Aufgabe wurde nicht zu allen Zeiten erfüllt und ist überhaupt erst seit der „No restraint"-Bewegung zu einer eng mit den sich entwickelnden ethischen Prinzipien verbundenen Forderung geworden. Das hat der Psychiatrie, im Spannungsfeld zwischen therapeutischen und ordnungspolitischen Aufgaben gelegen, zwar nachvollziehbar, aber unzutreffend das Stigma einer „repressiven" Disziplin eingebracht, gegen das sie bis heute ankämpft. Zugleich sind die von psychischer Erkrankung Betroffenen zu Unrecht mit dem Vorurteil der häufigen Gewalttätigkeit belegt worden.

Die S2-Leitlinie „Therapeutische Maßnahmen bei aggressivem Verhalten in der Psychiatrie und Psychotherapie" hat auf Grundlage der empirischen Literatur diese Thematik systematisch aufgearbeitet und daraus im anschließenden Expertenkonsens konkrete Handlungsempfehlungen abgeleitet.

Die Leitlinie richtet sich an alle, die in der Behandlung und Versorgung psychisch Kranker tätig sind und in diesem Rahmen auch mit aggressivem Verhalten konfrontiert werden. Sie informiert diagnoseübergreifend über Häufigkeit, Formen und Hintergründe aggressiven Verhaltens und gibt evidenzbasiert praktische Empfehlungen für alle Beteiligten. Damit trägt dieses Buch nicht zuletzt auch zur Entstigmatisierung psychischer Erkrankungen und der von ihnen Betroffenen sowie der psychiatrisch-psychotherapeutischer Institutionen und der in ihnen Tätigen bei.

Unser Dank gilt all denen, die an der Erstellung dieser Leitlinie aktiv mitgewirkt haben.

Düsseldorf und Göttingen, im September 2009   W. Gaebel
P. Falkai

Inhaltsverzeichnis

1 Definitionen und Erläuterung wichtiger Fachbegriffe

1.1 | Aggression und Gewalt

Die Begriffe Aggression und Gewalt bzw. aggressives und gewalttätiges Verhalten werden in der psychiatrischen Fachliteratur teilweise synonym benutzt, eindeutige und allgemein akzeptierte Definitionen und Operationalisierungen existieren für beide Begriffe bisher nicht. Das Wort Aggression/Aggressivität leitet sich von dem lateinischen „aggredi" ab mit der Bedeutung herangehen, auf jemanden oder etwas zugehen, sich nähern. Später wurde dieser Begriff auch mit feindseliger Bedeutung im Sinne eines offenen Angriffs verwendet. Die mögliche positive Konnotation des Begriffs im Sinne einer „Assertion" ist aus dem (auch politischen) Sprachgebrauch weitestgehend verschwunden. Aggression bezeichnet ein meist affektgeladenes Angriffsverhalten, das nach außen gegen andere Menschen, Gegenstände oder Institutionen, aber auch gegen die eigene Person (Autoaggression), gerichtet sein kann. Verschiedene, auch biologisch unterscheidbare, Formen werden differenziert. Neben anderen, im psychiatrischen Kontext nicht relevanten Formen (Beuteverhalten, Revierverteidigung etc.) wird der Begriff der instrumentellen, zielgerichtet eingesetzten Aggression (z.B. bei kriminellen Handlungen) einer spontanen, impulsiven bzw. emotional induzierten Aggression gegenüber gestellt. Aggression und aggressives bzw. gewalttätiges Verhalten sind nur mit Einschränkungen objektiv erfassbar und quantifizierbar. Differenzen wischen Selbst- und Fremdwahrnehmung sind häufig und nicht selten unüberbrückbar.

Definitionen aus dem englischsprachigen psychiatrischen Kontext beziehen „aggression" auf die Absicht, jemandem gegen seinen Willen zu schaden oder ihn zu verletzen. So können z.B. Erschrecken oder Drohung Formen von Aggression sein. Aggression kann verschiedene Formen von Schäden/Verletzungen zur Folge haben, einschließlich psychische und emotionale. Unter dem Begriff „violence" werden dagegen ähnlich wie unter dem deutschen Pendant „Gewalt" Handlungen verstanden, die die direkte Absicht implizieren, jemandem physischen Schaden zuzufügen.

„Gewalt" kann also als Subkategorie von „Aggression" mit engerem Begriffsfeld verstanden werden. Allerdings variieren Auffassungen und Definitionen auch diesbezüglich. Vielfach werden die Begriffe als quantitative Abstufungen verwendet: „Aggression" stellt demnach ein böswilliges Verhalten oder Drohen gegen andere dar, das verbaler, physischer oder sexueller Natur sein kann, „Gewalt" dagegen den Ausbruch von physischer Kraft, durch die eine andere Person oder ein Gegenstand missbraucht, verletzt oder ihr Schaden zugefügt wird. Die geringere Ausprägung ist demgegenüber „Agitation" (in der deutschen Literatur weniger gebräuchlich, in der englischsprachigen Fachliteratur aber als „agitation" häufig) als eine offensive verbale, stimmliche oder motorische Aktivität, die situativ inadäquat ist. Als Einteilungsgrade werden vorgeschlagen: Ruhe < Ängstlichkeit < Agitation < Aggression < Gewalt. Nicht ganz identisch mit der englischen, in vielen Publikationen erscheinenden „agitation" ist der deutsche Begriff des „psychomotorischen Erregungszustands", der auch manifest gewalttätiges Verhalten umfassen kann. Im Kontext der hier vorgestellten Leitlinie werden die Begriffe ohne strikte Operationalisierung im Sinne der letztgenannten Beschreibungen verwendet.

▌ **Behandlungsvereinbarung.** Schriftliche Vereinbarung zwischen einer psychiatrischen Institution (meist Klinik) und Nutzern (Patienten), die sich auf die Modalitäten eventuell erfolgender zukünftiger Behandlungen bezieht.

▌ **Besuchskommission.** Multiprofessionell zusammengesetzte Kommissionen, die psychiatrische Versorgungseinrichtungen mit der Funktion einer externen Kontrolle visitieren. In den meisten deutschen Bundesländern existieren diesbezüglich gesetzliche Regelungen, nur teilweise ist auch die Einbeziehung von Vertretern der Nutzer und der Angehörigen festgelegt.

▌ **CPT (European Committee for the Prevention of Torture and inhumane or degrading Treatment).** Europäisches Komitee zur Verhütung von Folter und unmenschlicher oder erniedrigender Behandlung oder Strafe. Beim Europarat angesiedeltes Komitee, welches Haftanstalten und psychiatrische Kliniken in den Mitgliedsländern visitiert. Das CPT hat unbeschränkten Zugang zu allen Einrichtungen, auch bei unangekündigten Besuchen. Die Berichte werden publiziert.

▌ **Evidenz.** Vom englischen „evidence" entlehnt. In diesem Sinne bedeutet Evidenz „wissenschaftlicher Beweis", demnach mit deutlich anderem Begriffsinhalt als die umgangssprachliche Verwendung des Begriffs „Evidenz", wo evident „offensichtlich" bedeutet. Evidenz bezieht sich also immer auf den aktuellen Stand wissenschaftlicher Erkenntnis. Diese beruht bezüglich Aspekten der Behandlung typischerweise auf Studien, die unterschiedliche Qualität haben und unterschiedlich eindeutige Ergebnisse erbringen, woraus dann die Evidenzgrade (siehe 4.6) abgeleitet werden.

▌ **Fixierung.** Festbinden eines Patienten mit breiten Leder- oder Stoffgurten. Fixierung erfolgt am häufigsten im Bett (Bettfixierung), grundsätzlich jedoch auch z.B. im Stuhl möglich (Maßnahme in der Gerontopsychiatrie bei Sturzgefährdung). Juristisch gelten alle Maßnahmen als Fixierung, die die Bewegungsfreiheit mechanisch einschränken, also z.B. auch Bettgitter,

Stuhltische oder Pflegedecken, wie sie in der Gerontopsychiatrie zur Anwendung kommen. Eine Fixierung kann an unterschiedlich vielen Körperteilen erfolgen, von der Ein-Punkt-Fixierung (nur Bauchgurt) bis zur 11-Punkt-Fixierung (einschließlich Kopf).

▌ Gender-Aspekte. Aus Gründen der Lesbarkeit wird in dieser Leitlinie ausschließlich die männliche Form verwendet. Gemeint sind, wenn nicht explizit anders benannt, stets Personen beiderlei Geschlechts, also Patientinnen und Patienten, Mitarbeiterinnen und Mitarbeiter, Psychiaterinnen und Psychiater usw.

▌ Good Clinical Practice. Wörtlich übersetzt „gute klinische Praxis". Standard in der Behandlung, der von den Meinungsführern geteilt wird oder keiner experimentell-wissenschaftlichen Erforschung zugänglich ist.

▌ Isolierung. Verbringen eines Patienten in einen abgeschlossenen Raum ohne gleichzeitigen Personalkontakt. Üblicherweise verbunden mit weiteren Sicherheitsmaßnahmen (Entfernung gefährlicher Gegenstände) und Überwachung z.B. durch Sichtfenster, direkte Kontaktaufnahme oder Videokamera.

▌ Metaanalyse. Verwendung statistischer Techniken im Rahmen eines systematischen Reviews (Übersicht), bei dem die Ergebnisse einzelner Studien durch Zusammenfassung der Ergebnisse von Einzelstudien, die nach bestimmten Einschlusskriterien ausgewählt werden, integriert werden.

▌ Patienten – Nutzer. Eine besondere Begriffsvielfalt hat sich für die Nutzer psychiatrischer Einrichtungen entwickelt. In der Sprachwahl von Ärzten und Klinikmitarbeitern sind sie „Patienten" oder „Kranke", bei Mitarbeitern von Heimen „Bewohner", bei gemeindepsychiatrischen Diensten zumeist „Klienten", bemerkenswerterweise bedeutungsgleich mit den von Krankenhausökonomen entdeckten „Kunden". Auch gibt es die Sprachregelung von „Betroffenen" und „Nutzern", die sich wiederum, sofern sie in Selbsthilfegruppen organisiert sind, „Psychiatrie-Erfahrene" nennen. Die britische NICE-Guideline zum selben Thema verwendet einheitlich den Begriff „service user", der dort offenbar allgemeine Akzeptanz finden konnte. In Deutschland impliziert die Verwendung der genannten Begrifflichkeiten noch mehr eine bestimmte Perspektive und Problemsicht. Da diese Leitlinie sich nicht einer partikularen Sichtweise verpflichtet fühlt, sondern unter Einbeziehung der verschiedenen Interessengruppen erstellt wurde, werden die genannten Begriffe bewusst uneinheitlich in verschiedenen Sinnzusammenhängen verwendet.

▌ Patientenfürsprecher. Vermittlungsperson für Beschwerden und Probleme vielfältigster Art sowohl in psychiatrischen Kliniken als auch in gemeindezentrierten psychiatrischen Einrichtungen. Gesetzlich in einigen Bundesländern vorgesehen.

▌ **Prädiktion.** Vorhersage von Ereignissen auf Grund bestimmter Merkmale.

▌ **Psychisch Kranken-Gesetz (PsychKG).** Gesetz, das die Modalitäten von Zwangseinweisung und öffentlich-rechtlicher Unterbringung in diversen deutschen Bundesländern regelt (in anderen Bundesländern: Unterbringungsgesetz (UBG)).

▌ **Randomisierte kontrollierte Studie/Randomised Controlled Trial (RCT).** Experimentelle klinische Studie, bei der die Untersucher die Teilnehmer per Zufallsauswahl (Randomisierung) in Behandlungs- und Kontrollgruppen zuweisen. Die Behandlungsergebnisse (Outcomes) in den beiden Gruppen werden verglichen. Die Randomisierung dient der Schaffung von Strukturgleichheit (gleiche Verteilung typischer Merkmale) zwischen den Gruppen.

▌ **Systematischer Review.** Systematische Reviews sind Zusammenfassungen von wissenschaftlichen Primärstudien, bei denen spezifische methodische Strategien verwendet werden, um Verzerrungen (Bias) zu vermindern. Die systematische Identifikation, Zusammenstellung, kritische Bewertung und Synthese aller relevanten Studien für eine spezifische klinische Fragestellung muss dabei klar und eindeutig beschrieben sein.

▌ **Unterbringungsgesetz (UBG).** Siehe PsychKG.

▌ **Zwangseinweisung.** Verbringung in eine psychiatrische Klinik unter Anwendung einer Rechtsvorschrift oder durch Gerichtsbeschluss, notfalls auch unter Einsatz unmittelbaren Zwangs.

▌ **Zwangsmedikation.** Verabreichung von Medikamenten gegen den geäußerten oder auch nur ohne Äußerung gezeigten Willen des Patienten. Das Spektrum reicht dabei von entschiedener und klar artikulierter Ablehnung bis zu nur passiven Unmutsbekundungen, das Ausmaß angewendeten Zwangs von eindeutiger Gewaltanwendung bis zum Ausüben nur verbalen, direkten oder indirekten Drucks. An den Grenzen wird die Unterscheidung zwischen Freiwilligkeit und Zwang unscharf. In Studien wird Zwangsmedikation deshalb oft enger gefasst und auf die Fälle beschränkt, in denen die körperliche Integrität bei der Behandlung in irgendeiner Form beeinträchtigt wurde (z. B. durch Festhalten).

2 Abkürzungen

APA	American Psychiatric Association
APK	Aktion Psychisch Kranke
AWMF	Arbeitsgemeinschaft wissenschaftlich-medizinischer Fachgesellschaften
BADO	Basis-Dokumentation
BGB	Bürgerliches Gesetzbuch
BPRS	Brief Psychiatric Rating Scale
BVC	Brøset Violence Checklist
CEBD	Arbeitsgruppe des Europarats für Bioethik
CPT	European Committee for the Prevention of Torture and inhumane or degrading Treatment
CT	Computer-Tomographie
DGPPN	Deutsche Gesellschaft für Psychiatrie, Psychotherapie und Nervenheilkunde
DGSP	Deutsche Gesellschaft für Sozialpsychiatrie
FGG	Gesetz über die Angelegenheiten der freiwillige Gerichtsbarkeit
GG	Grundgesetz
HTA	Health Technology Assessment
MOAS	Modified Overt Aggression Scale
MRT	Magnetresonanztomographie
NICE	National Institute of Clinical Excellence
PANSS	Positive and Negative Syndrome Scale
PsychKG	Psychisch Kranken Gesetz
PsychPV	Psychiatrie-Personalverordnung
PTBS	Posttraumatische Belastungsstörung
PTSD	Posttraumatic Stress Disorder
RCT	Randomised controlled trial, randomisiert-kontrollierte Studie
SDAS	Social Dysfunction and Aggression Scale
SGB	Sozialgesetzbuch
SOAS-R	Staff Observation Aggression Scale (revised)
StGB	Strafgesetzbuch
UBG	Unterbringungsgesetz
WHO	World Health Organization

3 Einführung

3.1 | Hintergrund der Leitlinie und Problemstellung

Aggressives Verhalten ist ein im Zusammenhang mit psychischen Erkrankungen gehäuft auftretendes Phänomen. Angesichts der Tatsache, dass der Beginn der Psychiatrie in den Geschichtsbüchern auf die Befreiung der Geisteskranken in der Pariser Salpêtrière aus ihren Ketten datiert wird, ist der Umgang mit Gewalt und Zwang wohl das älteste Problem psychiatrischer Institutionen. Während dies über lange Zeit weitgehend tabuisiert wurde, stehen heute der Anspruch der Nutzer auf eine bestmögliche Versorgung unter den Aspekten sowohl der Sicherheit als auch der Menschenwürde und Überlegungen der Sicherheit für die Beschäftigten im Gesundheitswesen im Vordergrund. Damit wird der Umgang mit Aggressivität und Zwang heutzutage zu einem wichtigen Aspekt der Behandlungsqualität. Diese Herausforderung wird zeitgemäß mit der Erstellung von Leitlinien und deren Implementierung in die klinische Praxis angenommen. 2005 publizierte das britische National Institute of Clinical Excellence (NICE) nach umfangreichen Vorarbeiten die „Clinical Practice Guidelines for Violence: The short term management of disturbed/violent behaviour in psychiatric in-patient settings and emergency departments" unter Beteiligung von Nutzern psychiatrischer Einrichtungen und zahlreichen professionellen Gruppen. Andere Behandlungsleitlinien vergleichbaren Umfangs liegen bisher nicht vor. Für Deutschland erteilte die Deutsche Gesellschaft für Psychiatrie, Psychotherapie und Nervenheilkunde (DGPPN) den Auftrag, die hier vorgelegte S2-Leitlinie, welche sich in die Serie der DGPPN-Behandlungsleitlinien einfügt, zu erstellen.

3.2 | Ziele der Leitlinie

Diese Leitlinie soll den Professionellen in Kliniken und gemeindepsychiatrischen Institutionen, den Nutzern dieser Einrichtungen und ihren Angehörigen gleichermaßen einen Überblick über den gegenwärtigen Stand des Wissens und eine gute klinische Praxis vermitteln. Letztere leitet sich einerseits aus den wissenschaftlichen Erkenntnissen, andererseits aus ethischen Überlegungen und den gesetzlichen Bestimmungen ab. Im Hinblick auf die unterschiedlichen Zielgruppen wurde versucht, eine möglichst allgemeinverständliche Sprache zu benutzen und unnötigen Einsatz von Fachterminologie zu vermeiden. Ein Ziel aller Leitlinien ist die Implementierung in die klinische Praxis und damit auch die Verbesserung dieser Praxis.

▌ Ziele der Leitlinie

Ziel dieser Behandlungsleitlinie ist es, Empfehlungen zu Diagnose und Therapie von aggressivem Verhalten auf der Basis aktueller wissenschaftlicher Erkenntnisse und guter Versorgungspraxis zur Verfügung zu stellen. Es soll damit die Grundlage geschaffen werden, Zwangsmaßnahmen und Zwangsunterbringungen zu reduzieren oder zu vermeiden. Falls deren Anwendung unumgänglich ist, ist die Menschenwürde zu wahren und Rechtssicherheit zu gewährleisten. Interventionen sind so kurz und so wenig eingreifend wie möglich zu halten und psychische oder physische Traumata zu vermeiden.

Den Mitarbeitern der Expertengruppe war bei der Erarbeitung der Leitlinie bewusst, dass dieses Thema in der Öffentlichkeit, aber auch innerhalb der Psychiatrie außerordentlich kontrovers diskutiert wird. Sowohl die Psychiatrie-Erfahrenen selbst als auch deren Angehörige, politisch Verantwortliche auf verschiedenen Ebenen (CPT, Antwort der Bundesregierung 2005, Gesundheitsministerkonferenz 2007), die Vertreter verschiedener Medien (z.B.: nano 2005, Hünerfeld 2005) kritisieren z.T. konstruktiv und fundiert, z.T. polemisch und wenig faktenorientiert, die in der psychiatrischen Versorgung tätigen Professionellen und die von ihnen praktizierten (Zwangs-) Behandlungen. Die vorliegende Leitlinie fasst das aktuell verfügbare, wissenschaftlich gesicherte Wissen zum Thema „Umgang mit aggressivem Verhalten in der Psychiatrie" in verschiedene Evidenzgrade eingeteilt zusammen. Es sollte berücksichtigt werden, dass aus dieser Leitlinie abgeleitete Empfehlungen stets im Einzelfall zu überprüfen sind. Eine individuelle Behandlung, möglichst im Konsens mit dem Betroffenen, ist erstrebenswert. Beim Thema „Aggressives Verhalten" sind Auslöser, Ursachen und Interaktionen komplex ineinander verwoben. Nicht nur Patienten können sich aggressiv verhalten, auch psychiatrische Einrichtungen können durch ihre sog. „institutionelle Gewalt" Zwang ausüben und Aggressionen hervorrufen.

3.3 | Zielgruppe und Geltungsbereich

Die Problematik aggressiven Verhaltens ebenso wie der zum Teil daraus resultierenden Zwangsmaßnahmen betrifft in erster Linie psychiatrische Krankenhäuser. Mit zunehmender Deinstitutionalisierung ist aber immer deutlicher geworden, dass Krankenhausbehandlung nur einen vergleichsweise kleinen Ausschnitt der psychiatrischen Versorgung darstellt, die heute überwiegend als Gemeindepsychiatrie stattfindet. Demzufolge ist die Problematik des Umgangs mit Aggression und Gewalt genauso wie die sog. „institutionelle Gewalt" immer weniger auf Krankenhäuser beschränkt, sondern auch in sonstigen gemeindepsychiatrischen Institutionen, in der ambulanten Versorgung und im häuslichen Wohnumfeld von Bedeutung. Der heute noch geläufige Automatismus, dass aggressives Verhalten von Nutzern psychiatrischer Einrichtungen automatisch Krankenhauseinweisung bedingt und folglich auch allein das Krankenhaus der Ort ist, an dem institutionelle Gewalt stattfindet, erscheint schon jetzt fragwürdig und wird vermutlich angesichts künftiger unter Kostendruck stattfindender Veränderungen des Versorgungssystems so nicht mehr zu halten sein. Allerdings bezieht sich die gegenwärtig vorliegende wissenschaftliche Literatur entsprechend dem Schwerpunkt der Forschungskapazitäten noch unverhältnismäßig stark auf den stationären Bereich, weshalb auch diese Leitlinie unvermeidlich bzgl. der vorliegenden Evidenz dort ihren Schwerpunkt hat.

▌ Zielgruppen der Leitlinie

Zielgruppen der vorliegenden Leitlinie sind:
- ▌ die in der Versorgung psychisch Kranker Tätigen (Psychiater, Nervenärzte, Allgemeinärzte, klinische Psychologen, ärztliche und psychologische Psychotherapeuten, Sozialarbeiter, Krankenpflegepersonal, Ergotherapeuten etc.)
- ▌ im Rahmen einer psychischen Störung mit aggressivem Verhalten auffällig werdende Erwachsene und Menschen aus deren Umfeld.

4 Methoden der Leitlinie

4.1 | Beteiligte

4.1.1 Autorengruppe

Prof. Dr. med. TILMAN STEINERT
ZfP Weissenau, Abteilung Psychiatrie I der Universität Ulm
Ravensburg/Ulm
Federführend

Dr. med. JAN BERGK
ZfP Weissenau, Abteilung Psychiatrie I der Universität Ulm
Ravensburg/Ulm
Redaktion

SABINE BOSCH, Universität Witten-Herdecke

Prof. Dr. med. MARTIN DRIESSEN
Klinik für Psychiatrie und Psychotherapie in Bethel
Evangelisches Krankenhaus
Bielefeld

Prof. Dr. med. THOMAS KALLERT
Parkkrankenhaus Leipzig-Südost GmbH
Klinik für Psychiatrie, Psychosomatik und Psychotherapie
Leipzig

Dr. med. REGINA KETELSEN
Klinik für Psychiatrie und Psychotherapie in Bethel
Evangelisches Krankenhaus
Bielefeld

Dr. med. CORNELIA KLINGER
Abteilung für Psychiatrie, Psychotherapie und Psychosomatik
Evangelisches Krankenhaus Königin Elisabeth Herzberge gGmbH
Berlin

KLAUS LAUPICHLER
Psychose-Forum
Herbrechtingen

Prof. Dr. phil. REINHARD PEUKERT
Fachhochschule Wiesbaden
Bundesverband der Angehörigen psychisch Kranker
Aktion Psychisch Kranke
Wiesbaden

Prof. Dr. phil. DIRK RICHTER
Landschaftsverband Westfalen-Lippe (LWL)
LWL-Klinik Münster
Münster

GERNOT WALTER, Psychiatrische Klinik Hanau

4.1.2 Beratende Experten

RALF STOFFREGEN, Richter am Amtsgericht Bielefeld
Priv.-Doz. Dr. FELIX BÖCKER, Naumburg

4.2 | Definition und Aufgaben von Leitlinien

Leitlinien sind definiert als systematisch entwickelte Entscheidungshilfen über die angemessene ärztliche Vorgehensweise bei speziellen gesundheitlichen Problemen. Sie sind Orientierungshilfen im Sinne von „Handlungs- und Entscheidungskorridoren", von denen in begründeten Fällen abgewichen werden kann oder sogar muss. Gute Leitlinien eignen sich dazu, die kontinuierlich zunehmende Informationsmenge an wissenschaftlicher Evidenz sowie an Expertenmeinungen über „gute medizinische Praxis" den Leistungsträgern im Gesundheitswesen (Ärzten, Pflegekräften und anderen Fachberufen) und der Öffentlichkeit zu vermitteln. Vorrangiges Ziel von Leitlinien ist die Bereitstellung von Empfehlungen zur Erreichung einer optimalen Qualität der Gesundheitsversorgung.

Leitlinien haben dabei die Aufgabe, das umfangreiche Wissen (wissenschaftliche Evidenz und Praxiserfahrung) zu speziellen Versorgungsproblemen zu werten, gegensätzliche Standpunkte zu klären und unter Abwägung von Nutzen und Schaden das derzeitige Vorgehen der Wahl zu definieren, wobei als relevante Zielgrößen (Outcomes) nicht nur Morbidität und Mortalität, sondern auch Patientenzufriedenheit und Lebensqualität zu berücksichtigen sind.

Leitlinien sind weder als Anleitung für eine sogenannte „Kochbuchmedizin" zu verstehen, noch stellen sie die Meinungen einzelner Fachexperten dar. Vielmehr handelt es sich bei Leitlinien um den nach einem definierten, transparent gemachten Vorgehen erzielten Konsens multidisziplinärer Expertengruppen zu bestimmten Vorgehensweisen in der Medizin. Grundlage dieses Konsenses ist die systematische Recherche und Analyse der Literatur.

Leitlinien unterscheiden sich von systematischen Übersichtsarbeiten und HTA-Berichten (Health Technology Assessment) durch ihre primäre Zielsetzung, klinisch tätigen Ärzten explizit ausformulierte und konkrete Entscheidungshilfen bereitzustellen (http://www.leitlinien.de).

Leitlinien orientieren sich am Referenzbereich diagnostischer und therapeutischer Standards im Gegensatz zu Richtlinien, die die verbindlichen Regeln der ärztlichen Kunst festlegen, und auch zu Empfehlungen bzw. Stellungnahmen, die bloße Informationen und Handlungsvorschläge sind (DGPPN 2006). Leitlinien sollten sich auf das Ausreichende und Zweckmäßige beschränken, sich an der Wirtschaftlichkeit orientieren und das Notwendige nicht überschreiten (DGPPN 2006). Die vorliegende Leitlinie stellt den gegenwärtigen Wissensstand zum Thema „Umgang mit aggressivem Verhalten in der Psychiatrie" dar.

Die Deutsche Gesellschaft für Psychiatrie, Psychotherapie und Nervenheilkunde (DGPPN) erteilte den Auftrag zur Erstellung dieser Leitlinie. Im Rahmen ihres Bestrebens um Qualitätssicherung in der Psychiatrie sind Leitlinien ein wichtiges Instrument. Die Arbeitsgemeinschaft wissenschaftlich-medizinischer Fachgesellschaften (AWMF) unterscheidet 3 Stufen der Leitlinienentwicklung:

▌ S1-Leitlinie: Informelle Experten-Konsensus-Leitlinie
▌ S2-Leitlinie: Experten-Leitlinie mit formaler Konsensfindung (Nominaler Gruppenprozess, Delphimethode, Konsensuskonferenz)
▌ S3-Leitlinie: Systematisch erstellte Leitlinie unter Berücksichtigung von Evidenzbasierter Medizin, Logischer Analyse, Formaler Konsensfindung, Entscheidungsanalyse und Outcome-Analyse

Die hier vorliegende Leitlinie wurde als S2-Leitlinie im Auftrag der Deutschen Gesellschaft für Psychiatrie, Psychotherapie und Nervenheilkunde erarbeitet.

4.3 | Methodik der Leitlinienerstellung

Die Initiative zur Erstellung dieser Leitlinie ging von der Deutschen Gesellschaft für Psychiatrie, Psychotherapie und Nervenheilkunde (DGPPN) aus. Die DGPPN beauftragte eine Projektgruppe, eine Expertengruppe einzuberufen. Die Expertengruppe setzte sich zusammen aus Vertretern der mit der Behandlung von aggressivem Verhalten befassten Berufsgruppen sowie Vertretern der Betroffenen und Angehörigen. Vorwiegend waren klinisch und wissenschaftlich mit diesem Thema beschäftigte Psychiater und Pflegewissenschaftler berufen worden. Der Vertreter der Betroffenen war mit einigen Kapiteln der Leitlinie nicht einverstanden und zog für diese Bereiche seinen Status als Mitarbeiter der Expertengruppe zurück. Als Beobachter nahm er jedoch weiterhin an der Diskussion teil.

In mehreren vorbereitenden Treffen wurde die inhaltliche Struktur der Leitlinie diskutiert und abgestimmt. Die einzelnen Kapitel wurden an Autoren vergeben. Die Autoren stellten die aktuellen wissenschaftlichen Daten zusammen und formulierten die Entwurfstexte. Die Entwürfe wurden an alle Mitglieder der Arbeitsgruppe zur Kommentierung verschickt. Die Kommentare und Korrekturvorschläge wurden von den Autoren eingearbeitet. Bei den nächsten Treffen wurden die Texte mit Kommentaren und Korrekturen in der Arbeitsgruppe diskutiert und abgestimmt. Die auf diese Weise konsentierten Texte wurden an die Vertreter der Betroffenen- und Angehörigen-Verbände mit der Bitte um Kommentierung versandt.

4.4 | Interessenskonflikte

Die Mitglieder der Arbeitsgruppe wurden angehalten, ihre Empfehlungen auf der Basis einer objektiven Bewertung der verfügbaren Literatur und ihrer fachlichen Kenntnisse abzugeben. Vertreter der Industrie waren weder persönlich noch durch finanzielle Zuwendungen an der Erstellung der Leitlinie beteiligt. Alle Empfehlungen der Leitlinie gründen sich auf die bestmögliche wissenschaftliche Evidenz und die Ergebnisse des Konsensusprozesses.

4.5 | Gültigkeitsdauer der Leitlinie

Die Leitlinie ist bis 2015 gültig. Eine Überarbeitung bis zu diesem Zeitpunkt ist vorgesehen.

4.6 | Evidenzkriterien und Empfehlungsgrade

Die Evidenz-Ebenen werden in Anlehnung an die Empfehlungen der US-amerikanischen Agency for Health Care Policy and Research (AHCPR) wie folgt definiert:

> **I a:** Meta-Analyse, die mindestens drei randomisierte kontrollierte Studien zusammenfasst.
>
> **I b:** Meta-Analyse, die mindestens eine oder weniger als drei randomisierte kontrollierte Studien zusammenfasst.
>
> **II a:** Meta-Analyse, die mindestens eine nicht-randomisierte kontrollierte Studie mit methodisch hochwertigem Design zusammenfasst.
>
> **II b:** Meta-Analyse, die mindestens eine quasi-experimentelle Studie mit methodisch hochwertigem Design zusammenfasst.
>
> **III:** Meta-Analyse, die mindestens eine nicht-experimentelle deskriptive Studie (Vergleichsstudie, Korrelationsstudie, Fallserien) zusammenfasst.
>
> **IV:** Bericht/Empfehlungen von Expertenkomitees, klinische Erfahrungen anerkannter Autoritäten.

4.7 | Empfehlungsstärke

Die Empfehlungsstärke ergibt sich in Anlehnung an die oben genannte Institution nach folgenden Regeln:

> **Grad A:** Eine Behandlungsmethode erhält die Empfehlungsstärke A, wenn zu der Methode Studien der Kategorie I a oder I b vorliegen.
>
> **Grad B:** Eine Behandlungsmethode erhält die Empfehlungsstärke B, wenn zu der Methode Studien der Kategorie II a, II b oder III vorliegen. (Wenn eine Studie der Kategorie I vorliegt, aus der die Empfehlung für eine Methode extrapoliert werden muss, dann erhält sie ebenfalls die Empfehlungsstärke B)
>
> **Grad C:** Eine Behandlungsmethode erhält die Empfehlungsstärke C, wenn zu der Methode Studien der Kategorie IV vorliegen. (Wenn Studien der Kategorie II a, II b oder III vorliegen, aus der die Empfehlung für eine Methode extrapoliert werden muss, dann erhält sie ebenfalls die Empfehlungsstärke C)

> **Good Clinical Practice**
>
> Wenn es für eine Behandlungsmethode keine experimentellen wissenschaftlichen Studien gibt, diese nicht möglich sind oder nicht angestrebt werden, das Verfahren aber dennoch allgemein üblich ist und innerhalb der Konsensusgruppe eine Übereinkunft über das Verfahren erzielt werden konnte, so erhält diese Methode die Empfehlungsstärke Good Clinical Practice (GCP).

∎ **Klinische Relevanz**

Die klinische Relevanz kann die Einstufung einer Empfehlung beeinflussen. Als Resultat eines Expertenkonsenses kann zum Beispiel eine Empfehlung auch ohne hierarchisch hochstehende Evidenzklasse einem hohen Empfehlungsgrad zugeordnet werden, wenn dies die Lösung eines Versorgungsproblems erfordert (www.versorgungsleitlinien.de).

4.8 | Andere berücksichtigte Leitlinien

∎ **Großbritannien**

National Institute of Clinical Excellence (NICE): „Clinical Practice Guidelines for Violence: The short term management of disturbed/violent behaviour in psychiatric in-patient settings and emergency departments".

4.9 | Finanzierung der vorliegenden Leitlinie

Die Finanzierung der vorliegenden Leitlinie erfolgte durch die Stiftung für seelische Gesundheit im Stifterverband für die Deutsche Wissenschaft, der die erforderlichen Mittel von der Deutschen Gesellschaft für Psychiatrie, Psychotherapie und Nervenheilkunde (DGPPN) als zweckgebundene Spende zugewendet wurden.

4.10 | Anwendbarkeit von Leitlinien

Die Anwendbarkeit der Leitlinien kann durch eine Bewertung der Leitlinien-Nutzung und der Auswirkungen des Leitlinien-Einsatzes gefördert werden. Dabei sind insbesondere die folgenden Aspekte zu beurteilen:
∎ die Übereinstimmung der Versorgung mit den Leitlinien-Empfehlungen, d. h. die Überprüfung der Versorgung mit den Leitlinien-Empfehlungen,
∎ der individuelle Therapieerfolg, d. h. die individuelle Ergebnisqualität,
∎ die Auswirkungen der Leitlinie auf alle von der Leitlinie betroffenen Patienten in einer bestimmten Population, d. h. die populationsbezogenen Ergebnisse der Leitlinien-Anwendung (www.versorgungsleitlinien.de).

5 Allgemeine Aspekte

5.1 | Diagnostik

Aggressives Verhalten im psychiatrischen Kontext geht in der Regel mit einem *Erregungszustand* einher, der durch gesteigerte motorische und vegetative Erregung, intensive Emotionen von Wut und Ärger und entsprechende verbale und psychomotorische Äußerungen gekennzeichnet ist. Aggressives Verhalten ohne derartige psychopathologische Merkmale ist dagegen zumeist instrumenteller Art und typischerweise im Kontext kriminellen Handelns anzutreffen. Mögliche Ursachen mit aggressivem Verhalten einhergehender psychomotorischer Erregungszustände können nahezu alle Arten psychischer Störungen sein, aber auch primär körperliche Erkrankungen. Die Tabelle 5.1 gibt einen Überblick über mögliche Ursachen. Die differenzialdiagnostische Aufmerksamkeit des Arztes gilt dabei jenen Störungen, die zwar in diesem Zusammenhang selten sind, aber vital bedrohlich sein können und rasche spezifische medizinische Interventionen erfordern.

Eine endgültige diagnostische Klärung ist in der Notfallsituation vor Therapiebeginn gelegentlich nicht möglich. Die wichtigsten Maßnahmen in der Diagnostik aggressiv getönter Erregungszustände bei vermuteter psychischer Erkrankung sind der Reihenfolge nach:

▮ Fremdanamnese

- orientierende psychiatrische Untersuchung und Befunderhebung
- Bild gebendes Verfahren (CT oder MRT) und Labor

Labor und CT stehen in der Regel erst in der Klinik zur Verfügung, sind im akuten Zustand häufig nur in Sedierung möglich und dienen lediglich dem Ausschluss der (seltenen) primär organischen Ursachen. Psychomotorische Erregungszustände, die häufig auch von Intoxikationen begleitet sind, können eine erhöhte Rate somatischer Komplikationen nach sich ziehen wie Elektrolytstörungen, adrenerge Überstimulation mit der Gefahr von Herzrhythmusstörungen und Verletzungsgefahr. Diesbezüglich muss nach ggf. erforderlichen Sicherungsmaßnahmen die notwendige weitere medizinische Diagnostik erfolgen.

Als standardisierte Diagnostik drohenden aggressiven Verhaltens bei stationären Patienten hat in den letzten Jahren die Brøset Violence Checklist

Tabelle 5.1. Ursachen aggressiver psychomotorischer Erregungszustände (nach Steinert u. Kohler 2005)

häufig	▌ Alkoholintoxikation (evtl. in Verbindung mit einer Persönlichkeits-störung) ▌ akute Psychosen (schizophrene oder bipolare Störungen) ▌ Erregungszustände in psychosozialen Konfliktsituationen ohne zugrunde liegende psychiatrische Erkrankung ▌ Mischintoxikation bei Polytoxikomanie ▌ Persönlichkeitsstörung
weniger häufig	▌ postkonvulsiver Dämmerzustand bei Epilepsie ▌ akute Belastungsreaktion nach psychischem Trauma ▌ geistige Behinderung mit rezidivierenden, gleichartig verlaufenden Erregungszuständen ▌ Demenz ▌ Entzugssyndrom/Delir ▌ unmittelbar vorangehendes Schädel-Hirn-Trauma ▌ organische Persönlichkeitsstörung
selten	▌ akute Gehirnerkrankung, z. B. Subarachnoidalblutung, Enzephalitis (neurologische Symptome können zunächst fehlen!) ▌ metabolische Störung (z. B. Hypoglykämie, Niereninsuffizienz, Leber-insuffizienz) ▌ sonstige Gehirnerkrankung (Tumor, Gefäßprozess) ▌ pathologischer Rausch

(BVC) (Almvik u. Woods 1999, Bjorkdahl et al. 2006) vermehrte klinische Anwendung gefunden. Es handelt sich um ein einfaches Instrument, das sechs verschiedene Verhaltensweisen hinsichtlich ihres Vorhandenseins beurteilt und eine zufrieden stellende kurz- bis mittelfristige Vorhersage aggressiven Verhaltens erlaubt, welche allerdings die intuitiven Vorhersagen erfahrener Kliniker nicht übertrifft (Abderhalden et al. 2006). Eine standardisierte Kombination der BVC mit klinischen Einschätzungen in einer handlichen Schiebetafel wurde in Kliniken der Schweiz eingeführt und positiv beurteilt (Abderhalden et al. 2006). Trotz einiger Forschungsbemühungen auf diesem Gebiet haben sonstige Vorhersageverfahren mangels hinreichender Sensitivität, Spezifität und Handhabbarkeit bisher keinen Eingang in die klinische Routineversorgung erhalten (Steinert 2006).

5.2 | Epidemiologie

▌ Häufigkeit aggressiven Verhaltens

Die Häufigkeit aggressiven Verhaltens bei psychisch Kranken wurde als gesellschaftliches Problem vorwiegend mit Kriminalstatistiken, als psychiatrisch-institutionelles Problem nahezu ausschließlich in psychiatrischen

Krankenhäusern untersucht. Nach der bisher einzigen in Deutschland durchgeführten, allerdings schon länger zurückliegenden Studie ist gesamtgesellschaftlich die Rate von Gewaltdelikten bei psychisch Kranken nicht erhöht, für einzelne Krankheitsgruppen wurden allerdings moderate Risikoerhöhungen beschrieben (Böker u. Häfner 1973). Zahlreiche neuere Studien vorwiegend aus den USA und Skandinavien belegen eine moderate Risikoerhöhung für Schizophrenie und affektive Störungen, eine deutlich ausgeprägtere Belastung mit dem Risiko von Gewaltdelikten jedoch bei den mit Substanzmissbrauch einhergehenden Störungen (Übersicht: Steinert 2001). Kriminalstatistisch übersteigt das globale Risiko psychotisch erkrankter Menschen, strafrechtlich durch Gewalttaten auffällig zu werden, nicht das anderer gesellschaftlicher Risikogruppen (gesunde junge Männer).

Während kriminalstatistisch schwere Gewalttaten erfasst werden, sind die in psychiatrischen Krankenhäusern erfassten Ereignisse überwiegend leichterer Natur, sodass sie keine strafrechtliche Relevanz erlangen. Angaben über die Häufigkeit aggressiver Übergriffe durch Patienten hängen stark vom gewählten Erhebungsinstrument, den gewählten Definitionen und den untersuchten Populationen ab (Steinert u. Gebhardt 1998, Steinert et al. 2000). Häufigkeitsangaben sind teilweise schwer vergleichbar, weil sie auf unterschiedliche Grundgesamtheiten bezogen wurden (Anteil der Aufnahmen, Anzahl pro Bett und Jahr, Anzahl pro 100 Patienten-Jahre, Anzahl pro 100 Mitarbeiter-Jahre). Unterschiede ergeben sich auch in Abhängigkeit davon, ob lediglich tätlich aggressives Verhalten gegen Personen oder auch andere Formen aggressiven Verhaltens wie Drohungen, Sachbeschädigungen und selbstverletzendes Verhalten einbezogen wurden. Während tätliche Übergriffe gegen Mitarbeiter vermutlich einigermaßen vollständig erfasst werden können, dürfte es bei tätlichen Übergriffen gegenüber Mitpatienten erhebliche Dunkelziffern geben. Die Ergebnisse von Untersuchungen aus dem angelsächsischen Sprachraum sind wegen der dort deutlich anderen Organisation der psychiatrischen Versorgung auf deutsche Verhältnisse kaum übertragbar.

Tätlich-aggressive Übergriffe wurden in Studien aus Deutschland dennoch sehr übereinstimmend bei einem vergleichbaren Anteil der psychiatrischen Aufnahmen berichtet: 2% in vier psychiatrischen Krankenhäusern in Baden-Württemberg (Steinert et al. 1991), 1,9% in Regensburg (Spießl et al. 1998). Bei Einbeziehung eines breiteren Spektrums aggressiven Verhaltens einschließlich Drohungen ergaben sich ebenfalls vergleichbare Ergebnisse: 7,4% der Aufnahmen in sechs Krankenhäusern der Schweiz (Ruesch et al. 2003) und 7,7% in Bielefeld (Ketelsen et al. 2007). Längerfristige Untersuchungen an aussagekräftigen Stichproben, die Trends erkennen lassen würden, fehlen bisher.

I Prädiktoren

Über Prädiktoren bzw. Korrelate aggressiver Patientenübergriffe in psychiatrischen Kliniken existiert umfangreiche Literatur (Übersicht: Steinert 2006). Klar abzugrenzen von dieser Thematik ist das Problem der mittelbis langfristigen Vorhersage strafrechtlich relevanter Gewalttaten, welches eine der zentralen Aufgaben der forensischen Psychiatrie darstellt und nicht Gegenstand dieser Leitlinie ist. Während Patientenmerkmale im Zusammenhang mit Patientenübergriffen umfangreich untersucht sind, allerdings mit überwiegend inkonsistenten Ergebnissen, ist das gesicherte Wissen über den Einfluss von Umgebungsvariablen und Interaktionen mit den Mitarbeitern der psychiatrischen Einrichtungen vergleichsweise sehr gering. Trotzdem besteht kein Zweifel, dass Aggression als interaktives Geschehen von den in Kapitel 6 dieser Leitlinie (Prävention) dargestellten Rahmenbedingungen sehr maßgeblich beeinflusst wird.

Der beste Patienten-bezogene Prädiktor aggressiven Verhaltens ist eine Vorgeschichte ebensolchen Verhaltens (Steinert 2002). In deutlicher Abweichung von den gesamtgesellschaftlichen Risikofaktoren für Gewalttaten konnte in psychiatrischen Krankenhäusern keine Assoziierung des Risikos für aggressives Verhalten mit männlichem Geschlecht, jüngerem Alter oder bestimmten psychiatrischen Diagnosen konsistent belegt werden. Die Schwere psychopathologischer Symptome spielt eine Rolle, ist aber ebenfalls als Risikofaktor nicht konsistent belegt. Dies gilt sowohl für einzelne Symptome als auch für die Gesamtausprägung der Symptomatik, gemessen zumeist in der BPRS (Brief Psychiatric Rating Scale) oder PANSS (Positive and Negative Syndrom Scale). Moderate Prädiktoren aggressiven Verhaltens sind in den größeren Studien aus dem deutschen Sprachraum Merkmale verminderter sozialer Kompetenz wie beschützte Wohnsituation, beschützter oder fehlender Arbeitsplatz und fehlende Ausbildung (Spießl et al. 1998, Ruesch et al. 2003, Ketelsen et al. 2007).

▍ Zwangsmaßnahmen

Versorgungsepidemiologische Daten über die Häufigkeit von Zwangsmaßnahmen in psychiatrischen Krankenhäusern existierten bis vor kurzem nahezu nicht. Mittlerweile liegen Daten aus multizentrischen Erhebungen in Deutschland und der Schweiz vor (Ketelsen et al. 2001, Martin et al. 2007, Steinert et al. 2007). In Krankenhäusern aus Baden-Württemberg und Bayern waren 7,8% der aufgenommenen Patienten von irgendeiner Art von freiheitsbeschränkenden Zwangsmaßnahmen betroffen, in Kliniken der Deutschschweiz waren es 12,5% (Martin et al. 2007). Aus einigen deutschen Kliniken werden auch erheblich niedrigere Raten berichtet. Mit den Daten der Schweiz vergleichbar sind Ergebnisse aus Kliniken in Finnland (Kaltiala-Heino et. al 2003).

Eine Zwangsmedikation wird in der internationalen Literatur zwischen 1,3 und 12,8% der behandelten Fälle berichtet, wobei die zugrunde liegenden Definitionen unterschiedlich sind (Übersicht: Steinert u. Kallert 2006). In Kliniken aus Deutschland wurden Häufigkeiten zwischen 0,4 und 5,6% der behandelten Patienten berichtet (Janssen et al. 2005).

Zwangseinweisungen und gerichtliche Unterbringungen haben in Deutschland in den letzten 15 Jahren in absoluten Zahlen zugenommen, der Anteil an den Gesamtaufnahmen blieb bei gleichzeitig erheblich gestiegener Aufnahmezahl jedoch im Wesentlichen konstant. Dabei gibt es weiterhin erhebliche Unterschiede zwischen den Bundesländern und unterschiedlichen Regionen, die sich mit unterschiedlicher Rechtsprechung und unterschiedlicher Bevölkerungsstruktur allein nicht erklären lassen (Spengler et al. 2005, Spengler 2007).

5.3 | Aggressives Verhalten in psychiatrischen Einrichtungen: Entstehung, Eskalation und Deeskalation

Bis weit in das 20. Jahrhundert hinein galt hinsichtlich der Ursachen für aggressives Verhalten psychisch kranker Menschen ein faktischer Konsens, der davon ausging, dass mit psychischen Störungen kein erhöhtes Aggressionsrisiko verbunden war (Böker u. Häfner 1973). Diese Meinung hat sich seit den 1990er Jahren deutlich gewandelt. Mehrere epidemiologische Studien und Übersichtsarbeiten sind übereinstimmend zu dem Ergebnis gekommen, dass psychische Störungen mit einem leicht erhöhten Aggressions- und Gewaltrisiko assoziiert sind (Angermeyer et al. 1998, Angermeyer u. Schulze 1998). Dieser Befund wird bestätigt durch entwicklungspsychologische Studien, die ebenfalls einen deutlichen Zusammenhang zwischen aggressivem Verhalten und psychiatrischen Symptomen gezeigt haben (Moffitt et al. 2002).

Diese wissenschaftliche Befundlage hat in den vergangenen Jahren zu diversen Forschungsanstrengungen geführt, welche die Disposition für aggressives Verhalten genetisch, neurobiologisch und psychologisch untersucht und vielfältige entsprechende Hinweise gefunden haben (Mattson 2003). In die Richtung dieser Befunde gehört auch die Induktion von Aggression durch eine ungünstige psychopharmakologische Behandlung.

Aggressives Verhalten hat zweifelsohne eine biologische Komponente, die sich vermutlich in psychischen Verhaltenstendenzen niederschlägt. Dass diese psychobiologische Komponente auch eine klinische Bedeutung hat, bestätigt sich in dem verschiedentlich erhobenen Befund, dass aggressives Verhalten in der Vergangenheit einer der besten Prädiktoren für aktuelle Aggressionen ist (Steinert 2002, 2006). Auf einer psychopathologischen Ebene kann sich die beschriebene psychobiologische Aggressionskomponente unter anderem durch folgende Eigenschaften bemerkbar machen:

- feindselige Attributionen,
- eingeschränkte soziale Fertigkeiten,
- rigide kognitive Schemata,
- eingeschränkte Fähigkeiten zur Empathie und Perspektivenübernahme,
- Tendenz zur höheren Gewichtung negativer Informationen,
- eingeschränkte Impulskontrolle.

Trotz dieser unbestreitbaren psychobiologischen Anteile an aggressivem Verhalten werden Aggressionen bzw. Gewalt noch von vielen weiteren Faktoren beeinflusst, beispielsweise von allgemeinen soziokulturellen Aspekten. In einigen Kulturkreisen ist das Auftreten aggressiver Verhaltensweisen deshalb häufiger anzutreffen, weil dort eine bestimmte Auffassung von Ehre herrscht, die bei vermeintlichen Provokationen aggressiv verteidigt wird (Nisbett u. Cohen 1996). Diese ehrgebundene Aggressivität deutet darauf hin, dass Gewalt in vielen Fällen mit sozialen Interaktionen assoziiert ist. Nur selten wird aggressiv gehandelt, ohne dass zuvor eine Provokation, Frustration oder ein anderer auslösender Faktor erlebt worden ist. Dies kann als Ausnahme etwa im Rahmen instrumenteller Aggressionen, die auf die Erreichung bestimmter Ziele ausgerichtet sind, der Fall sein. In der psychologischen Forschung wird der Faktor, der emotionale Aggressionen wie Wut und Angst auslöst, auch als ,aversive Stimulation' beschrieben (Berkowitz 1993, Whittington u. Wykes 1996).

Entgegen der zum Teil geäußerten Einstellung von MitarbeiterInnen psychiatrischer Einrichtungen, die aggressives Verhalten ursächlich ausschließlich bei dem/der PatientIn verorten (Ilkiw-Lavalle u. Grenyer 2003), ist davon auszugehen, dass Gewalt in psychiatrischen Einrichtungen in der Regel ebenfalls durch aversive Stimulationen im Rahmen von Interaktionen mit ausgelöst wird, beispielsweise durch rigide Stationsregeln, geschlossene Stationstüren oder despektierlichen Umgang von MitarbeiterInnen mit PatientInnen (Whittington u. Richter 2005, Whittington u. Richter 2006). Diese aversiven Stimulationen können in der sozialen Umwelt liegen, sie können aber auch im inneren Erleben der Betroffenen vorkommen. Zweifellos sind die aversiven Stimulationen zumeist nicht intentional verursacht, sondern geschehen in der Alltagsroutine einer psychiatrischen Einrichtung, wo unter Umständen auch von Zwang und anderen Maßnahmen aus rechtlichen Gründen Gebrauch gemacht werden muss. Zudem sind die intern erlebten Stimulationen von außen in der Regel nicht zu erkennen.

Die – womöglich gegen den Willen erfolgte – Aufnahme in einer psychiatrischen Abteilung oder Klinik ist für viele PatientInnen ein Ereignis, das einer erheblichen Stresssituation gleichkommt. Zahlreiche Studien haben belegt, dass PatientInnen psychiatrischer Einrichtungen sich schon durch die geschlossene Stationstür oder andere architektonische Eigenschaften der Station aversiv stimuliert fühlen (Übersicht bei: Abderhalden et al. 2006). Gleichermaßen kann die Atmosphäre auf der Station bzw. der Umgang des Personals mit den PatientInnen zum Auslöser aggressiver Situationen werden (Übersicht bei: Duxbury et al. 2006). Werden PatientInnen befragt, welche Ursachen sie selbst für aggressives Verhalten erlebt haben, wird häufig das Verhalten des Personals genannt, wodurch sich die PatientInnen nicht verstanden fühlen oder als nicht akzeptiert erleben (Ilkiw-Lavalle u. Grenyer 2003). Ein solches Verhalten ist etwa die Verweigerung von Wünschen, die Durchsetzung rigider Stationsregeln, die Applikation von Zwangsmaßnahmen oder aber die Aufforderung zu Aktivitäten, die von den PatientInnen nicht gewünscht werden. Aber auch subjektive Hoffnungslosigkeit, erlebte tatsächliche oder vermeintliche Ungerechtigkeiten, resignative Einstellungen, unangenehme Nebenwirkungen von Medikamenten, Kontakte mit Angehörigen oder aber auch die Trennung von ihnen und bevorstehende Ereignisse wie eine richterliche Anhörung können aggressives Verhalten auslösen.

Andere Untersuchungen haben gezeigt, dass die meisten aggressiven Situationen nicht ohne zuvor registrierbare Frühwarnzeichen zustande kommen, die als Ausdruck für die Eskalation einer Interaktion gelten können (Richter 1999, Whittington u. Patterson 1996):

▌ feindselige Grundstimmung,
▌ drohende Körperhaltung und Gestik,
▌ geringe Körperdistanz zwischen Mitarbeitern und Patienten,
▌ verbale Bedrohungen und Beschimpfungen,
▌ psychomotorische Erregung oder Anspannung,
▌ Sachbeschädigungen,
▌ gesteigerte Tonhöhe und Lautstärke.

Bei bestimmten Krankheitsbildern, beispielsweise bei demenziellen Erkrankungen, sind Frühwarnzeichen allerdings weniger häufig zu beobachten (Richter 1999). Bei vielen anderen Störungsbildern jedoch ist der Anteil an Eskalationen vor einer aggressiven Handlung relativ hoch. Unter einer Eskalation sind das gegenseitige Hochschaukeln der Emotionen und die gegenseitige Verstärkung von Handlungen in Richtung zunehmender Aggressivität zu verstehen. Physischer Gewalt gehen zumeist verbal-aggressive Auseinandersetzungen voraus.

Aggressives Verhalten in psychiatrischen Einrichtungen resultiert, zusammengefasst, aus dem Zusammenspiel individuellen Erlebens und Verhaltens auf Mitarbeiter- und Patientenseite, situativer Merkmale und einer Eskalationskomponente. Aus Sicht von psychiatrischen Einrichtungen und deren MitarbeiterInnen sind hinsichtlich der Prävention selbstverständlich die situativen Merkmale und das eigene Verhalten zentrale Faktoren, die potenziell in Richtung auf eine Deeskalation beeinflusst werden können. Wenn etwa aus verschiedenen Studien bekannt ist, dass die Aufnahmesituation mit einem besonders hohen Aggressionsrisiko behaftet ist (Richter 1999), sollte die Gestaltung dieser Situation so geschehen, dass ein Minimum aversiver Stressoren vorhanden sind.

Obwohl nicht davon ausgegangen werden kann, dass jede Situation gewaltfrei zu deeskalieren sein wird, ist das eigene Verhalten von MitarbeiterInnen der Schlüssel zur Vermeidung von aggressivem Verhalten bei PatientInnen. Diese Aussage bedeutet keineswegs, dass aggressivem Verhalten von PatientInnen in jedem Fall ein Fehlverhalten von MitarbeiterInnen vorausgeht. Allerdings sollte die Aussage so verstanden werden, dass – wenn eine Möglichkeit zur Deeskalation überhaupt besteht – dies nur durch das eigene Verhalten ermöglicht wird. Deeskalation beginnt bei der Gestaltung einer Stationsatmosphäre, in der PatientInnen sich wertgeschätzt und als gleichberechtigte PartnerInnen anerkannt fühlen bis hin zu konkreten non-verbalen und verbalen Interventionen in Krisensituationen (Richter 2006).

Eine Deeskalation ist – wie schon angemerkt wurde – nicht in jeder Situation möglich, sei es, dass die Eskalation für eine gewaltfreie Intervention schon zu weit fortgeschritten ist, sei es, dass die aggressive Handlung ohne Vorzeichen passiert oder aber sei es, dass der/die PatientIn aufgrund der aktuellen Psychopathologie mit verbalen oder non-verbalen Mitteln nicht erreicht werden kann. In solchen Fällen müssen den beteiligten MitarbeiterInnen weitere Optionen zur Verfügung stehen, die zum einen den Selbstschutz sicherstellen und zum anderen therapeutische Optionen für die PatientInnen eröffnen. Entsprechende Möglichkeiten bieten körperliche Techniken zur Abwehr von Angriffen sowie – unter Umständen – unvermeidliche Zwangsmaßnahmen wie Fixierung, Isolierung oder Zwangsmedikation.

Good Clinical Practice

Psychiatrische Einrichtungen schulen Ihre MitarbeiterInnen über Ursachen und Formen aggressiven Verhalten und bieten Trainings an, um die Beschäftigten für Risikosituationen mit den notwendigen Optionen zur Vermeidung und ggf. zur Bewältigung aggressiver Situationen auszustatten und den PatientInnen eine optimale Sicherheit bei der Anwendung von unter Umständen unvermeidlichen Zwangsmaßnahmen zu bieten.

6 Prävention und allgemeine Rahmenbedingungen

6.1 | Sozialpolitische und ökonomische Voraussetzungen von Gewaltprävention

Eine patientenorientierte, zeitgemäße und humane Psychiatrie ist ohne eine personelle, bauliche und materielle Ausstattung, die den gesamtgesellschaftlichen Lebensverhältnissen angemessen ist, nicht denkbar. Dies betrifft den stationären und den komplementären und ambulanten Bereich gleichermaßen. Psychisch Kranke müssen durch die sozialrechtliche Verankerung ihrer Leistungsansprüche Zugang zu Hilfen und Versorgungsleistungen in solchem Maße erhalten, dass ihnen ein würdiges Leben in der Gesellschaft möglich ist und sie an deren Gestaltungsmöglichkeiten partizipieren können. Die bundesdeutsche Psychiatrie vor der Psychiatrie-Enquête bis in die 70er Jahre des letzten Jahrhunderts zeigt ebenso wie bedrückende Beispiele aus heutiger Zeit in anderen Ländern der Europäischen Union (Schmidt-Michel 2006), dass eine Verelendung psychisch Kranker und der psychiatrischen Institutionen ein permanentes Klima von struktureller Gewalt und gesellschaftlicher Ausgrenzung schaffen. In derartigen antitherapeutischen Milieus werden auch Gewalt und Aggression gefördert.

Der Nachweis, dass Häufigkeit und Dauer von Zwangsmaßnahmen durch Personaleinsatz reduziert werden können, wurde zwar bisher nicht experimentell oder in kontrollierten Studien erbracht, starke Zusammenhänge werden aber verbreitet aus guten Gründen vermutet. Empathische Interventionen bei belasteten, agitierten oder bereits verbal aggressiven Patienten erfordern hohe Qualifikation und ausreichend Zeit. Sind diese Ressourcen nicht vorhanden oder müssen sie unter erheblicher Vernachlässigung anderer Aufgaben abgezogen werden, resultieren häufiger Zwangsmaßnahmen. Die durchschnittlich wesentlich kürzere Dauer von Zwangsmaßnahmen in Ländern, in denen der Pflegeschlüssel in psychiatrischen Kliniken wesentlich günstiger ist (z. B. Großbritannien) unterstützt diese Annahme. Quantitative Daten liegen dazu bisher nicht vor. Ob die seit ca. 2000 in Deutschland erfolgte Ausdünnung der Personalbesetzung nach Psych-PV bei gleichzeitig steigenden Aufnahmezahlen auch zu einer steigenden Häufigkeit von Zwangsmaßnahmen geführt hat, lässt sich bei weitgehendem Fehlen longitudinaler versorgungsepidemiologischer Daten und der zwischenzeitlich eingetretenen Änderung zahlreicher anderer organisatorischer Rahmenbedingungen nicht sicher klären.

Eine weitere wesentliche sozialpolitische Rahmenbedingung der psychiatrischen Versorgung ist die zunehmende Deinstitutionalisierung mit Abbau stationärer psychiatrischer Betten und Aufbau gemeindepsychiatrischer Strukturen. Dies ist grundsätzlich positiv zu bewerten und entspricht den Bedürfnissen auch der meisten Nutzer psychiatrischer Einrichtungen. Kritisch zu beurteilen vor dem Hintergrund der Gewaltprävention ist allerdings die seit ca. 15 Jahren in allen westlichen Ländern zu beobachtende Entwicklung eines zunehmenden Abbaus allgemeinpsychiatrischer Betten mit gleichzeitig teilweise drastischer Zunahme von forensisch-psychiatrischen Betten. Ein Abbau psychiatrischer Betten bei gleichzeitiger Verkürzung der Verweildauer und Anstieg der Aufnahmezahlen führt zu einer zunehmenden Konzentration von schwer erkrankten Patienten in den Kliniken mit einer damit einhergehenden Häufung von aggressiven Verhaltensproblemen und Zwangsmaßnahmen. Weltweit wird seit einigen Jahren diskutiert, ob die Deinstitutionalisierungsbestrebungen möglicherweise auch zu weit gehen können und für einzelne Patienten die Wahrscheinlichkeit von Kriminalisierung, Viktimisierung und Suizid erhöhen (Munk-Jørgensen 1999). Die Dialektik dieser Entwicklung und die Auswirkungen auf die Prävention von Gewalt und Zwang bedürfen weiter der kritischen Beobachtung.

6.2 | Institutionelle Voraussetzungen von Gewaltprävention

Psychiatrische Institutionen orientieren sich, wie andere Institutionen auch, in ihren Verfahrensweisen in unterschiedlichem Ausmaß an Interessen der Institution und nicht primär und ausschließlich an den Interessen und Bedürfnissen der Nutzer. Darin manifestiert sich sog. strukturelle Gewalt. Zudem sind psychiatrische Krankenhäuser, in vielen Bundesländern auch komplementäre psychiatrische Institutionen wie sozialpsychiatrische Dienste, auf Grund der öffentlich bekannten hoheitlichen Aufgaben der Zwangsunterbringung und -behandlung mit einem Stigma der Gewaltausübung belegt, zugleich mit dem Stigma der dort behandelten Menschen. Psychiatrisch Tätige sind sich bewusst, dass sowohl das immanente Stigma der psychiatrischen Institution als auch befürchtete oder tatsächliche Erscheinungsweisen von struktureller Gewalt aversive Reaktionen der Nutzer hervorrufen oder verstärken können. Im Sinne der Gewaltprävention ist es daher erforderlich, diesen Überlegungen Rechnung zu tragen und Maßnahmen zu realisieren, die Vorurteile gegenüber den Institutionen reduzieren und die Kooperation sowohl zwischen psychiatrischen Einrichtungen und Diensten als auch zwischen diesen und den Nutzern verbessern. Eine derartige Orientierung der Institutionen entfaltet sowohl direkte Effekte über eine Verbesserung der Kooperation als auch indirekte, indem eine niedrigere Zugangsschwelle als Folge einer erkennbaren Orientierung an den Bedürfnissen der Nutzer ermöglicht, diese in früheren Krankheitsstadien und eher auf der Basis einer freiwilligen Behandlung aufzunehmen (Steinert 2000). Gewalttätiges

Verhalten psychiatrischer Patienten ist mit unfreiwilliger Behandlung (Spießl et al. 1998) und der Ausprägung psychopathologischer Symptome assoziiert (Steinert et al. 2000). Gewalt ist daher in psychiatrischen Institutionen auch umso mehr ein Problem, je mehr schwer kranke und wegen Fremdgefährdung gerichtlich untergebrachte Patienten behandelt werden. Dies ist insbesondere in solchen Krankenhäusern der Fall, die über eine sehr niedrige Bettenmessziffer verfügen und sich demzufolge weitgehend auf diese Kernaufgabe beschränken müssen. Ein relativ höheres Bettenangebot erleichtert demzufolge vermutlich die institutionelle Gewaltprävention. Verlässliche empirische Daten zu dieser Problematik fehlen bisher.

Als Gewalt-präventiv können ferner alle Maßnahmen der sog. „Patientenorientierung" in psychiatrischen Institutionen gelten, wobei der generellen Orientierung an einem partnerschaftlichen Kooperationsstil („shared decision making", „Verhandeln statt Behandeln") eine hohe Bedeutung zukommt. „Patientenorientierung" umfasst Aspekte wie z. B. Behandlungsvereinbarungen, die systematische Einbeziehung von Angehörigen, kooperative Entscheidungsfindungen mit Patienten, Angebote zur Wahrnehmung unabhängiger Beschwerdeinstanzen, aber auch eine qualitativ und quantitativ gute Personalausstattung, geeignete, ansprechende und moderne Räumlichkeiten und eine psychopharmakologische Behandlung, die unnötige Nebenwirkungen vermeidet (s. Kap. 6, Kap. 8.4, Kap. 10).

Personenbezogene Behandlung (Patientenzentrierung statt Bettenzentrierung) in psychiatrischen Kliniken dient der kontinuierlicheren Beziehung zwischen Arzt/Therapeut/Pflegekraft und Patient und außerdem der besseren Ressourcenverteilung innerhalb der Einrichtung. Dadurch ist mehr therapeutische Bezugspflege anstelle von Überwachung und Kontrolle möglich (Kunze 2007).

Aus klinischer Erfahrung haben die Stationsatmosphäre und das therapeutische Milieu einen erheblichen Einfluss auf die Entstehung und das Ausmaß aggressiven Verhaltens. Abgesehen von Expertenempfehlungen gibt es nur relativ wenige Studien, die den Einfluss von Umgebungsvariablen auf psychiatrischen Stationen auf aggressives Verhalten empirisch untersuchten, in der Regel als Evaluationsforschung mit Prä-Post-Erhebungen. Erhebliche Auswirkungen auf die Stationsatmosphäre hat die Zahl der gleichzeitig behandelten schwer erkrankten Patienten mit distanzlosem, desorganisiertem, lautem oder aggressivem Verhalten. Dies wirft die Frage auf, ob die Konzentration von Patienten mit hohem Risiko aggressiven Verhaltens auf einer spezialisierten Station oder die Aufteilung dieser Patienten auf verschiedene Stationen sich reduzierend auf das insgesamt zu beobachtende Gewaltniveau auswirkt. Die Konzentration von Patienten, von denen aggressives und gewalttätiges Verhalten befürchtet wird, auf einer einzelnen Station oder Einheit scheint die Häufigkeit aggressiver Vorfälle zu erhöhen (Lion et al. 1976). Verteilung und Geschlechtermischung hatten demgegenüber insgesamt günstige Auswirkungen auf die Häufigkeit von Aggressionen ebenso wie auf die Stationsatmosphäre (Gebhardt u. Steinert 1999). Ein Zusammenhang von Verbesserung der Stationsatmosphäre und Rückgang von Aggressionen wurde zwar auch andernorts gefunden (Herrera und Lawson 1987), allerdings konnte ein solcher Zusammenhang nicht immer bestätigt werden (Cheung et al. 1997). Auch das Prinzip, sog. „Spezialstationen" für verschiedene Störungsbilder vorzuhalten, kann zu einer Tendenz der Konzentration potentiell aggressiver und schwieriger Patienten auf den übrigen Stationen führen. Es gibt Hinweise, dass das Stationsklima auf diagnostisch durchmischten Stationen günstiger ist (Gebhardt u. Radtke 2003).

Mangelnde Erfahrung beim Personal scheint mit einer höheren Zahl gewalttätiger Vorfälle einherzugehen (James et al. 1990, Rasmussen u. Levander 1996). Eine Überbelegung psychiatrischer Stationen, d. h. die Ansammlung zu vieler kranker Personen auf zu wenig Raum („Crowding"), kann die Entstehung gewalttätiger Verhaltensweisen ebenfalls fördern (Lanza et al. 1994, Palmstierna et al. 1991). Allgemein wird davon ausgegangen, dass eine sowohl quantitativ als auch qualitativ hinreichend gute Personalausstattung in psychiatrischen Einrichtungen einen wichtigen Faktor für eine effektive Prävention und ggf. frühzeitige sinnvolle Intervention bezüglich aggressiver Verhaltensweisen darstellt, wenngleich verlässliche empirische Ergebnisse bisher nicht vorliegen und die Mengen-Wirkungs-Beziehungen unklar sind.

Ein generelles Rauchverbot auf psychiatrischen Stationen löste teilweise Ärger bei den betroffenen PatientInnen aus, gehäuftes aggressives Verhalten war jedoch nicht zu beobachten (Haller et al. 1996, Velasco et al. 1996).

Zahlreiche weitere Fragen der Organisation psychiatrischer Einrichtungen sind vermutlich von erheblicher Relevanz für die Entstehung oder Vermeidung aggressiven Verhaltens, wenn dazu auch keine empirische wissenschaftliche Evidenz vorliegt. Dazu gehören die architektonische Gestaltung, u. a. auch im Hinblick auf eine mögliche Öffnung der Türen, die räumlichmaterielle Ausstattung im Hinblick auf Wahrung der Intimsphäre, möglichen Ausgang im Freien und menschenwürdige Lebensumstände und die patientenorientierte und transparente Organisation der Prozesse in der Klinik, von der Aufnahme über die Diagnostik bis hin zu Therapien, Mahlzeiten, Stationsregeln, Besuchsmöglichkeiten und Kontaktangeboten. Öffentlichkeit und Normalität gelten in vielen Beschreibungen des klinischen Alltags als Leitmotive einer Stationsgestaltung, die ein gewaltarmes Klima fördert. Dazu zählen u. a. Aktivierung und außerstationäre Aufenthalte, die Öffnung der Stationstüren ebenso wie die Schaffung alltags- und lebensweltbezogener Bereiche und die Mitgestaltung der Institution durch die Patienten. Letzteres bedeutet eine kontinuierliche, nicht nur einmalige, Beteiligung von Psychiatrie-Erfahrenen an der strukturellen Gestaltung der Einrichtung und bei der Entwicklung therapeutischer Angebote und Standards (Laupichler u. Voigtländer 2005).

Vergleichbare Überlegungen hinsichtlich der Gestaltung der Prozesse gelten für gemeindepsychiatrische Einrichtungen, Institutsambulanzen und andere Einrichtungen für Nutzer mit psychischen Erkrankungen.

Die Patienten-orientierte Gestaltung der institutionellen Abläufe stellt nicht nur eine organisatorische Herausforderung dar, sie muss auch auf vielen Ebenen von Mitarbeiterinnen und Mitarbeitern getragen werden, die eine entsprechende Grundhaltung und Einstellung haben und die notwendigen Qualifikationen aufweisen. Auch daraus erwächst eine hohe Verpflichtung der Institution im Hinblick auf Führung, Aus-, Fort- und Weiterbildung, aber auch im Hinblick auf die Fürsorge für die Mitarbeiter. Besonders die Mitarbeiter im Pflegedienst, die auf psychiatrischen Akutstationen häufig aggressive Eskalationen bewältigen müssen, fühlen sich oft in gleicher Weise ausgeliefert, wie dies Patienten beschreiben (Bonner 2002, Duxbury 2002). Der häufige professionelle Umgang mit aggressiven Krisen stellt eine hohe Belastung dar, die ohne Unterstützung rasch zu Burn-out-Syndromen führt mit der Folge einer erhöhten Wahrscheinlichkeit, erneut Opfer von aggressiven Übergriffen zu werden und entsprechend restriktiven institutionellen Antworten wie vermehrten Zwangsmaßnahmen. Institutionelle Gewaltprävention muss daher dafür Sorge tragen, dass eine derartige Spirale der Gewalt verhindert wird (Wykes u. Whittington 1994, Winstanley u. Whittington 2002). Als zielführend gelten nach Expertenmeinungen Supervision, geeignete Fort- und Weiterbildung und klar definierte Regeln zur Unterstützung von Mitarbeitern nach aggressiven Übergriffen (vgl. Kap. 7, 8.3 und 8.5.6).

Ein Vergleich von bestehenden nationalen und internationalen Leitlinien und Empfehlungen zur Reduktion von Aggression, Gewalt und Zwang in Gesundheitseinrichtungen (ILO 2000, Colton 2004, OSHA 2004, Huckshorn 2005) zeigt, dass neben anderen Interventionen (z. B. Risikoanalyse, Mitarbeiterschulung, Führungsverantwortung) immer auch eine klare Personenorientierung gefordert wird, d. h. dass Organisation und Interventionen an den Bedürfnissen der in Gesundheitseinrichtungen handelnden Personen (Patienten und Mitarbeiter) orientiert sein sollen.

Empfehlungsgrad B

Geschlechtliche Mischung auf psychiatrischen Stationen und administrative Verteilung anstelle von Konzentration von Patienten mit erhöhtem Gewaltrisiko senken die Inzidenz aggressiver Vorfälle. Ein Missverhältnis zwischen Belegung einer Einrichtung und zur Verfügung stehendem Raumangebot kann aggressive Eskalationen begünstigen und sollte daher vermieden werden. Eine Politik der weitgehenden Öffnung von Stationen kann die Häufigkeit aggressiver Vorfälle reduzieren. Klare und transparente Strukturen auf psychiatrischen Stationen gehen mit geringerer Inzidenz aggressiver Vorfälle einher.

Empfehlungsgrad C

Alle Maßnahmen, die geeignet sind, Vertrauen und Zusammenarbeit zwischen Nutzern, Angehörigen und Professionellen zu verbessern, entfalten eine generalpräventive Wirkung bezüglich aggressiven und gewalttätigen Verhaltens. Dazu gehören z. B. Behandlungsvereinbarungen, die Einbeziehung von Angehörigen, kooperative Entscheidungsfindungen mit Patienten, Angebote unabhängiger Beschwerdeinstanzen, Öffentlichkeitsarbeit, Entstigmatisierung, Krisendienste, sog. Trialogveranstaltungen und eine enge und vertrauensvolle Kooperation mit außerstationären psychiatrischen Institutionen wie sozialpsychiatrischen Diensten, niedergelassenen Nervenärzten und gesetzlichen Betreuern. Indirekt gewaltpräventiv wirkt auch ein dem wissenschaftlichen Erkenntnisstand entsprechendes therapeutisches Angebot. Dies beinhaltet u. a. eine qualitativ und quantitativ gute Personalausstattung, geeignete, ansprechende und moderne Räumlichkeiten, psychotherapeutische und psychoedukative Interventionen und eine psychopharmakologische Behandlung, die darauf bedacht ist, unnötige Nebenwirkungen zu vermeiden.

Good Clinical Practice

Eine geeignete Gestaltung der räumlichen Bedingungen und der organisatorischen Abläufe in psychiatrischen Institutionen kann maßgeblich zur Vermeidung von Gewalt und Aggression beitragen. Psychiatrische Institutionen sollten dafür Sorge tragen, dass im gesamten Behandlungsprozess die Bedürfnisse der Nutzer nach Selbstbestimmung, Information und Transparenz größtmögliche Beachtung finden und auch im Rahmen alltäglicher Entscheidungen berücksichtigt werden. Dieses Prinzip stößt nur an Grenzen, wo mögliche Selbst- oder Fremdgefährdung zu berücksichtigen und gegen die Autonomiebedürfnisse abzuwägen sind. Auch dann (z. B. bei notwendigen Maßnahmen gegen den Willen des Patienten) ist es jedoch von besonderer Wichtigkeit, verbleibende Selbstbestimmungsmöglichkeiten zu belassen und die Würde des Patienten so weit als möglich zu wahren. Die geschlechtsspezifischen Belange und Verletzlichkeiten bedürfen stets besonderer Beachtung. Von psychiatrischen Institutionen ist deshalb eine grundsätzliche primäre Orientierung an Patientenbedürfnissen anstelle einer Priorisierung der Bedürfnisse der Institution zu leisten.

6.3 | Beziehung und Pflege

Aggression und Gewalt finden in privaten oder professionellen Beziehungen statt. Insofern kommt diesen Beziehungen in der Prävention zwangsläufig eine zentrale Rolle zu. Die Beziehungen mit den Nutzern psychiatrischer Einrichtungen werden von allen beteiligten Berufsgruppen gestaltet, quantitativ mit einem deutlichen Schwerpunkt bei der Pflege. In diesen Beziehungen kommen weniger definierte evidenzbasierte Interventionen zum Tragen als individuelle Gestaltungen der Interaktion, die von den jeweiligen biographischen und professionellen Hintergründen und der unmittelbar aktuellen Situation abhängig sind. Dies entspricht dem Konzept der evidenzbasierten Pflege (Evidence Based Nursing, EBN), das der verfügbaren externen Evidenz die interne Evidenz, die individuelle Wirkung von Interventionen, gegenüber stellt (Schulz 2005, Behrens u. Langer 2006).

Was die Nutzer sich in der Beziehungsgestaltung vordringlich wünschen, ist bekannt: Einen würdevollen und respektvollen Umgang sowie ausreichende, frühzeitige Informationen und ggf. auch nachgehende Erklärungen zu stattgefundenen Maßnahmen. Allerdings wird genau dies auch am meisten vermisst (Abderhalden et al. 2006). Ein wahrgenommener Mangel an respektvollem Umgang führt zu Vorbehalten gegenüber der Behandlung und den Mitarbeitern, wobei unfreiwillige oder als unfreiwillig wahrgenommene Klinikaufnahmen dies noch verstärken (Whittington u. Richter 2006, Abderhalden et al. 2006). Besondere Bedeutung kommt im Kontext aggressiver Eskalationen der von Patienten wahrgenommenen aversiven Stimulation zu, d.h. provozierend und/oder entwertend wahrgenommenen Verhaltensweisen von Mitarbeitern (Whittington u. Richter 2006). Mitarbeiter, die derartige Verhaltensweisen zeigen, sind oft selbst erheblich belastet, z.B. mit Burn-out-Syndromen. Sie neigen dazu, vermeidende Copingstrategien anzuwenden und versuchen angespannte Patientenkontakte zu vermeiden, was letztlich nicht möglich ist. In der Folge werden Patienten übermäßig bedrohlich und gefährlich eingeschätzt, die Mitarbeiter verhalten sich Patienten gegenüber restriktiver, was bei Patienten wiederum als aversiver Stimulus aggressive Verhaltensweisen auslöst (Whittington u. Wykes 1994, Winstanley u. Whittington 2002).

Umgekehrt sind Mitarbeiter, die den Patienten kennen und eine vom Patienten positiv bewertete Beziehung zu ihm haben, besonders prädestiniert, die Verfassung des Patienten angemessen einzuschätzen, einen kommunikativen Zugang zu finden und bei Konflikten deeskalierend eingreifen zu können. Bezugspflegepersonen scheinen auch signifikant seltener von Übergriffen betroffen zu sein (Richter 1999). Die Deeskalation in sich zuspitzenden aggressiven Krisensituationen (vgl. Kap. 8.3) ist die hohe Kunst der Beziehungsgestaltung in psychiatrischen Institutionen, die ein hohes Maß von Professionalität, persönlicher Kompetenz und Engagement verlangt.

Ein wichtiger Teil der Beziehung und Pflege gerade in der Akutpsychiatrie besteht in der Beobachtung von Patienten, verbunden mit mehr oder weniger Beziehungsaufnahme (völlig beziehungslos z. B. mit Videoüberwachung, sehr beziehungsintensiv mit 1:1-Betreuung). Werden besondere Risiken wie Suizidalität, Gefahr der Selbstverletzung oder Gefahr der Gewalttätigkeit gegenüber anderen vermutet, findet in der Regel eine intensivere Beobachtung und Begleitung statt, die von regelmäßigen Kontakten (stündlich, halbstündlich, viertelstündlich) über permanenten Sichtkontakt bis zur 1:1-Betreuung reichen kann und vom Pflegepersonal durchgeführt wird. Ziel dieser intensiven Beobachtung ist es einerseits, Risiken und Gefährdungen frühzeitig wahrnehmen und intervenieren zu können, andererseits sollten die damit verbundenen Kontakte therapeutisch genutzt werden und zur Herstellung einer tragfähigen und vertrauensvollen Beziehung beitragen (UKCC 2002, Mackay et al. 2005).

Solche Formen der intensiven Betreuung stellen sowohl für Patient als auch Mitarbeiter eine erhebliche Belastung und ein Eindringen in Autonomie und Privatsphäre dar. Die intensivste Form der Beziehungsgestaltung in der psychiatrischen Pflege ist die kontinuierliche Begleitung (1:1-Überwachung, Intensivüberwachung). Es handelt sich um eine besonders intensive Form der Zuwendung, die aber auch einen Aspekt von Zwang und Eingriff in die Intimsphäre hat und seitens der Betreuten auch so erlebt werden kann. Die möglichst natürliche Gestaltung solcher Situationen als „normalen" zwischenmenschlichen Kontakt im Rahmen der Interaktionen auf Station hat sich als effektiv und für die Patienten am wenigsten belastend gezeigt, auch oder gerade weil es von außen als professionelle Intervention wenig erkennbar ist (Hamilton u. Manias 2007).

Good Clinical Practice

Wechselseitiger Respekt und Achtung der Würde des anderen sind zentrale Aspekte der Beziehungsgestaltung in psychiatrischen Einrichtungen, die zugleich in hohem Maße Gewalt-präventiv wirken.

Empfehlungsgrad C

▌ **Intensive Betreuung/Beobachtung.** Klar beschriebene Vorgehensweisen zur Beobachtung und Beziehungsgestaltung in aggressiven Krisen tragen sowohl zur Reduktion von Risiken als auch zur Verbesserung der Betreuungs- und Behandlungssituation bei. Voraussetzung dafür ist, dass die durchführenden Mitarbeiter über die entsprechenden Kompetenzen verfügen und diese regelmäßig aktualisieren. Die Übernahme der intensiven Betreuung durch eine einzelne Person sollte zeitlich begrenzt werden auf nicht mehr als zwei Stunden ohne Unterbrechung. Bei der Durchführung intensiver Beobachtung und Betreuung muss immer berücksichtigt werden, dass dies von betroffenen Patienten als sehr belastend, einschränkend und entwürdigend erlebt werden kann. Daher müssen die Gründe und Abläufe dem Patienten immer und auch wiederholt erklärt werden.

6.4 | Nutzerbeteiligung

„Innovative Psychiatrie versteht sich auch als Bürgerrechtsbewegung, deren Selbstverständnis sich in einer veränderten Realität im Psychiatriealltag spiegelt und auf Emanzipation und Partnerschaft zielt." (Gesundheitsministerkonferenz 2007).

Die besondere Bedeutung der Nutzerbeteiligung (hier: die Beteiligung der Patienten) im Kontext psychiatrischer Versorgung erwächst aus der Tatsache, dass die Behandlung in einer psychiatrischen Klinik „häufig mit deutlichen Eingriffen und Einschränkungen für die Patienten verbunden ist, allein schon durch die manchmal sehr langen und die zum Teil unfreiwilligen Aufenthalte" (Laupichler u. Voigtländer 2005). Ohne Beteiligung der Nutzer an der Planung und Ausgestaltung der Hilfesysteme besteht leicht die Gefahr, dass an den Hilfebedarfen vorbei Leistungen etabliert werden, die für den kranken Menschen nur wenig hilfreich sind (Gesundheitsministerkonferenz 2007).

Zudem ist insbesondere der psychiatrische Klinikaufenthalt Ausdruck einer krisenhaften Lebenssituation, die mit Verunsicherung und einem entsprechenden Bedürfnis nach Schutz und Unterstützung einhergeht. Im Hinblick auf das Machtgefälle zwischen psychiatrischem Krankenhaus und zwangsweise untergebrachten Patienten sind andauernde Anstrengungen notwendig, um einer Entwicklung in Richtung „totale Institution" entgegenzusteuern. Allerdings sollte die Beteiligung der Patienten nicht auf die Grenzen eines Krankenhauses beschränkt bleiben, sondern darüber hinaus auch die Umsetzung in der Region zum Ziel haben (Laupichler u. Voigtländer 2005).

Konkrete Kooperationen von psychiatrischer Institution und Psychiatrie-Erfahrenen könnten das Nutzen von Räumlichkeiten der Klinik für Treffen der Selbsthilfegruppe, die Förderung von Besuchen stationärer Patienten durch Mitglieder der Selbsthilfegruppe, Aushänge von Informationen auf den Stationen, gemeinsam gestaltete Fortbildungsveranstaltungen, Mitarbeit an der Patientenzeitung, Beteiligung an den Festen der Klinik und Entwicklung oder Evaluation von Behandlungsvereinbarungen und Leitlinien bzw. Standards umfassen (Laupichler u. Voigtländer 2005).

Dabei sollte nicht nur auf einmalige, sondern auch auf kontinuierliche Formen der Zusammenarbeit Wert gelegt werden. Standards sollten nicht nur gemeinsam erarbeitet, sondern auch langfristig gemeinsam evaluiert werden (Laupichler u. Voigtländer 2005).

Fricke berichtete über einen trialogisch besetzten Planungsbeirat für die neu zu errichtende vollstationäre psychiatrische Klinik am Kreisklinikum Herford. In der Folge konnten etliche Ideen des Soteria-Konzepts in die Planung mit aufgenommen werden (Fricke 2005).

Bock und Naber publizierten positive Erfahrungen in der Zusammenarbeit zwischen Psychiatrie-Erfahrenen und Profis im Rahmen von Anti-Stigma-Kampagnen an Schulen (Bock u. Naber 2005).

Eine Literaturrecherche mit den Schlüsselworten „Vertrauen", „Wahlmög-lichkeiten von Patienten" und „Macht" im Gesundheitswesen ergab, dass im somatischen Bereich eine große Anzahl an guten Untersuchungen existiert, im psychosozialen Sektor zu diesem Thema ausschließlich qualitative Arbeiten vorliegen. Wahlmöglichkeiten für Patienten waren wichtig, allerdings zeigten sich die Ergebnisse der einzelnen Studien nicht einheitlich. Empowerment beeinflusste scheinbar mehr die organisatorische Ebene als die individuelle Behandlung (Laugharne u. Priebe 2006).

Eine weitere Literatursuche zu „Shared Decision Making" ergab, dass sowohl die Patientenzufriedenheit wie auch die Therapieergebnisse dadurch positiv beeinflusst werden, aber auch dass sich „Shared Decision Making" in der Psychiatrie in einem Anfangsstadium befindet (Hamann, Leucht u. Kissling 2003). Inzwischen gibt es vier Projekte mit randomisiert kontrolliertem Design zu „Shared Decision Making", darunter eines zur Wahl des Antipsychotikums bei Patienten mit Schizophrenie (Hamann et al. 2005).

Keine empirischen Untersuchungen liegen zu der Frage vor, ob Psychiatrie-Erfahrene selbst in Beratungsfunktion für Psychiatrie-Erfahrene in Krisen tätig werden sollen. In der Bremer Selbsthilfe-Initiative wurde der Mitarbeiterstab des Cafés „Nachtschwärmer", das von Menschen in Krisen aufgesucht werden kann, je zur Hälfte mit Psychiatrie-Erfahrenen und mit Profis besetzt. Eine gleichberechtigte Partizipation wurde jedoch in keinem der untersuchten Projekte gefunden (Brockmann u. Hamann 2006).

Good Clinical Practice

Der Beteiligung der Patienten wird in den letzten Jahren zunehmend mehr Bedeutung beigemessen. Die Umsetzung in den verschiedenen Regionen scheint jedoch stark zu differieren. Es konnten keine kontrollierten Studien identifiziert werden, die den Zusammenhang zwischen Nutzerbeteiligung und aggressivem Verhalten untersuchten. Wichtige Kooperationsprojekte zwischen Nutzern und Institutionen im Hinblick auf Zwang und Gewalt in der Psychiatrie könnten beispielsweise Entwicklung und Evaluation von Behandlungsvereinbarungen oder Standards zu Zwangsmaßnahmen sein. Gewaltpräventiv wirksam könnten zudem die Beteiligung von Nutzern an der Planung von Baumaßnahmen und bei der Durchführung von Antistigmakampagnen sowie der Austausch im Rahmen von Trialog-Foren sein.

6.5 | Behandlungsvereinbarungen

Als Behandlungsvereinbarungen werden schriftliche Vereinbarungen zwischen einer psychiatrischen Klinik und Nutzern bezeichnet, die sich auf die Modalitäten eventuell erfolgender künftiger Behandlungen beziehen. Behandlungsvereinbarungen werden von beiden Seiten als verbindlich anerkannt. Sie sind juristisch nicht einklagbar, es gibt aber mittlerweile einige

Urteile, die Behandlungsvereinbarungen bei psychisch Kranken de facto den Rang einer Patientenverfügung zukommen lassen. Ein wesentliches Ziel von Behandlungsvereinbarungen ist es, die Umstände eventueller künftiger psychiatrischer Behandlungen aus Patientensicht transparent und berechenbar zu machen. Behandlungsvereinbarungen haben daher den Stellenwert einer vertrauensbildenden Maßnahme (Dietz et al. 1998). Aus der Sicht der Betroffenen kommt der Aussicht, bei künftigen Kontakten mit dem psychiatrischen Versorgungssystem als verantwortlicher Partner ernst genommen zu werden, die höchste Bedeutung zu. Behandlungsvereinbarungen sollten deshalb nicht als einfache Maßnahme zur Verbesserung der Compliance missverstanden werden (Amering et al. 2005). Typische Inhalte von Behandlungsvereinbarungen betreffen die Wiederaufnahme auf einer bestimmten Station, die Festlegung von Medikamenten, welche gegeben bzw. nicht gegeben werden sollen, die Information nahe stehender Personen über den Klinikaufenthalt, Beschreibungen von Deeskalationsmaßnahmen, die vor dem Einsatz von Zwangsmaßnahmen versucht werden sollten, sowie den adäquaten Einsatz von Zwangsmaßnahmen, falls solche erforderlich werden sollten. Es werden unterschiedliche Ansichten vertreten, ob die Vereinbarungen besser während eines Klinikaufenthaltes oder erst mit zeitlichem Abstand danach abgeschlossen werden sollten und ob sie Patienten routinemäßig angeboten werden sollten oder nur auf speziellen, aktiv vorgebrachten Wunsch.

Die Tradition der Behandlungsvereinbarungen stammt aus den angelsächsischen Ländern, wo sie als „Joined-Crisis-Plans", „Advance Directives" oder „Treatment Contracts" bezeichnet werden und schon seit Ende der 70er Jahre in Gebrauch sind (Rosen 1978). Dort sind sie in aktuell 21 Bundesstaaten der USA und in Großbritannien über den Mental Health Act gesetzlich verankert. In Großbritannien werden Behandlungsvereinbarungen durch die NICE-Guidelines zur Behandlung schizophrener Psychosen seit 2002 empfohlen. Auch in diesen Ländern zeigt sich jedoch, dass zwar ein großes Interesse von Patienten an Behandlungsvereinbarungen besteht (Srebnik et al. 2003), nur ein kleiner Anteil gelangt jedoch zum Abschluss (Swanson et al. 2006). In einer randomisierten kontrollierten Studie konnte gezeigt werden, dass sowohl die Zahl der Zwangseinweisungen als auch die der Zwangsbehandlungen sich bei der Experimentalgruppe, die eine Behandlungsvereinbarung abgeschlossen hatte, gegenüber der Kontrollgruppe halbierte (Henderson et al. 2004). Die Häufigkeit der Wiederaufnahmen war dagegen praktisch unverändert geblieben. Eine frühere Studie (Papageorgiou et al. 2002) hatte diesen Effekt allerdings nicht belegen können, da hier in der Kontrollgruppe ein annähernd gleicher Rückgang von Zwangseinweisungen zu beobachten war. Im deutschen Sprachraum wurde nur aus Österreich eine Studie mit Prä-Post-Vergleich mit kleiner Fallzahl publiziert (Rittmannsberger et al. 2006), die eine statistisch signifikante Reduktion sowohl der freiwilligen als auch der unfreiwilligen Aufnahmen nach Abschluss einer Behandlungsvereinbarung zeigte.

Inwiefern diese Befunde und Erfahrungen auf das anders geartete deutsche psychiatrische Versorgungssystem übertragbar sind, ist unklar. Empirische Studien liegen dazu bisher nicht vor. In Erfahrungsberichten wird die Überzeugung geäußert, dass Patienten nach Abschluss einer Behandlungsvereinbarung früher in die Klinik kommen, dass auf Zwangsmaßnahmen häufiger verzichtet werden kann und dass eine Entlassung früher möglich ist (Dietz et al. 1998). In der Praxis sind verschiedene relativ ähnliche Standardversionen in Verwendung, u. a. auch von der Aktion psychisch Kranke (APK).

Empfehlungsgrad B

Behandlungsvereinbarungen sind geeignet, die vertrauensvolle Zusammenarbeit zwischen Behandlern und Patienten zu verbessern. Zwangsmaßnahmen im Kontext von Wiederaufnahmen können dadurch möglicherweise verhindert, verkürzt oder erträglicher gestaltet werden. Welche Patientengruppen Behandlungsvereinbarungen wünschen und davon profitieren, ist noch weitgehend unklar.

Good Clinical Practice

Behandlungsvereinbarungen sollten eine Verpflichtungserklärung seitens der Klinik enthalten und enthalten typischerweise Absprachen zu folgenden Gesichtspunkten: Einschaltung einer externen Vertrauensperson, Informationsweitergabe, zuständige Station und dort bekannte Vertrauenspersonen, hilfreiche/nicht gewünschte Medikamente, Deeskalationsmaßnahmen vor Zwangsmaßnahmen, ggf. Festlegung der subjektiv am wenigsten belastenden Form von Zwangsmaßnahmen, Regelung familiärer und sozialer Angelegenheiten.

6.6 | Die Sicht von Psychose-erfahrenen Menschen und deren Angehörigen

Gewalt und Aggression sind für Psychiatrie-Erfahrene und Angehörige höchst ambivalente Ereignisse, sowohl die Gewalt und Aggression, als auch die Reaktionen darauf.

Die von außen betrachteten Gewalttätigkeiten und/oder aggressiven Übergriffe seitens der Psychiatrie-Erfahrenen sind aus deren Binnensicht häufig mit Hilflosigkeit gepaarte Versuche, subjektiv erlebte Beeinflussungen, Übergriffe bzw. gewalttätige Aktionen anderer abzuwehren. Aus nahe liegenden Gründen muss für Angehörige in Situationen, in denen sie zu Objekten von (vermeintlicher) Gegengewalt werden, ihr fremdverstehendes Einfühlen in die prekäre Situation ihrer kranken (ihrer anders wahrnehmenden) Familienangehörigen ohne handlungspraktische Konsequenzen bleiben: sie sehen sich als (häufig ebenfalls hilflose) Opfer von Attacken, deren Auslöser bzw. Anlässe für sie in keinen erkennbaren Ereignissen objektivierbar scheinen.

Derartige innerfamiliäre Prozesse treten weder urplötzlich noch ohne Vorgeschichte bzw. ohne Vorankündigungen auf. Ihnen geht zumeist ein Prozess voraus, der von Psychiatrie-Erfahrenen als zunehmende innere Bedrohung, von deren Angehörigen als Beginn oder Zuspitzung einer Krankheitsphase erlebt wird. Die oft weit auseinander klaffenden Interpretationen dieser Vorläuferprozesse erschweren die Kommunikation und eine Verständigung der unmittelbar Beteiligten darüber, was gerade mit ihnen geschieht (was sie sich gerade wechselseitig antun).

Auf diesem Hintergrund sind die schon seit vielen Jahren sowohl von den Psychiatrie-Erfahrenen als auch von ihren Angehörigen vorgetragenen Forderungen nachvollziehbar, endlich leicht abrufbare aufsuchenden Hilfen zu ermöglichen. Diese sollten nicht erst bei offen zutage tretenden Krisen tätig werden, sondern schon im Vorfeld, wenn Prozesse den beschriebenen Verlauf zu nehmen drohen (Peukert 2004). Noch viel zu häufig müssen die Beteiligten heute erleben, trotz Gefahrenmeldung allein gelassen zu werden.

Selbstverständlich sollte es nicht bei dieser präventiven Feuerwehrfunktion (im Sinne der aktuellen Brandvermeidung) bleiben, die vornehmlich erst in bedrohlich werdenden Prozessen startet und nach der „Abkühlung" des Prozesses das Feld wieder verlässt. Die angesprochene Funktion sollte mit einer längerfristigen Hilfe verbunden werden, die Familien in Anspruch nehmen können, die miteinander lernen wollen, solche bedrohlich werdenden Situationen möglichst zu vermeiden. Solche Hilfen würden sich weniger an psychoedukativen Verfahren und mehr an familientherapeutischen Interventionen orientieren, ohne im eigentlichen Sinne Familientherapie zu sein (Held u.a. 1993, Schaub u.a. 1996[1]).

Good Clinical Practice

Aus Sicht der Psychiatrie-Erfahrenen und ihrer Familien läge der bedeutsamste Beitrag zur Reduzierung von Gewalt und Aggression in der flächendeckenden Sicherstellung der hier beschriebenen Funktion einer niederschwelligen, aufsuchend-ambulanten „Einmischung" in Situationen unterhalb der Krisenschwelle.

Neben dieser niederschwelligen, aufsuchenden Krisenfunktion würden sich Angehörige für den Umgang mit Situationen, die offen zu eskalieren drohen, die Vermittlung von Strategien wünschen, wie sie selbst zur Vermeidung weiterer Eskalationen beitragen können. Wissen und Strategien bezüglich Deeskalation sollten dabei in psychoedukative Gruppen- und Einzelarbeit mit Angehörigen integriert werden. Zudem berichten Angehörige, dass die im familiären Umfeld offen aggressiven Situationen häufig in un-

---

[1] „Für gelingende Arbeitsbündnisse mit Familien ist entscheidend, die Familien als potentielle Unterstützer für den Heilungsprozess anzusprechen. Falls die Familien als Kooperationspartner gewonnen werden sollen, muss deutlich werden, dass es um Verständnis und Veränderung des Krankheitsgeschehens geht und nicht um Bewertung und Klassifizierung familiärer Verhaltensmuster" (Schaub u.a. 1996, S. 14)

mittelbarem Anschluss an die Klinikentlassungen auftreten. Eine frühzeitige Entlassplanung („die Entlassung beginnt mit der Aufnahme") unter Einbeziehung der Familien – soweit der Patient dorthin zurückkehren wird – kann zur Vermeidung bzw. Entschärfung solcher Situationen beitragen.

Bei Demenzpatienten besteht die Prophylaxe aggressiven Verhaltens weniger in der aus den o. g. Gründen häufig problematischen Pharmakotherapie als vielmehr in der Schaffung eines tragenden Milieus durch eine geeignete Grundhaltung Angehöriger und Professioneller und eine geeignete räumliche Gestaltung. Aggressivität ist bei Demenzkranken meist Folge situativen Missverstehens. Krankheitsbedingte Verhaltensänderungen müssen als solche, nicht als absichtliches Fehlverhalten, akzeptiert werden. Akzeptanz der erkrankten Person und geschultes Antwortverhalten deeskalieren die meisten Situationen.

▌ Gewalt und Zwang in ambulanten Settings

Selbst bei Vorhandensein der „Einmischungsfunktion" kann die Zuspitzung bedrohlicher Situationen nicht immer verhindert werden und wird selbst dann statt dieser „weichen" Intervention eine harte erforderlich machen, um sonst zu befürchtende Gefahren abzuwenden.

Die rechtlichen Regelungen, unter denen bei zwingender Einbeziehung richterlichen Urteils freiheitsentziehende Maßnahmen und ggf. eine Zwangsbehandlung in Betracht kommen, sind von erfreulicher Eindeutigkeit und zum gegenwärtigen Zeitpunkt auf die stationäre Versorgung beschränkt.

▌ Aggression, Zwang und Gewalt im stationären Behandlungskontext

Psychiatrie-Erfahrene und Angehörige erleben je nach Klinik, insbesondere aufgrund des dort vorherrschenden Milieus, für sie wesentliche Differenzen. Aus ihrer Sicht scheint die Haltung und der Umgang des Personals Einfluss auf die Aggressionsbereitschaft der Patienten zu nehmen. Dies wird von Psychiatrie-Erfahrenen berichtet, die sich selbst in der einen Klinik als (latent) aggressiv erlebten, in einer anderen diese Reaktionen bei sich selbst nicht verspürten; sie führen dies auf ihre Reaktionen auf Personal und Milieu zurück.

Auch ein noch so gutes Milieu kann voraussichtlich die Entstehung von Situationen nicht vermeiden, in denen vom Patienten eine Gefahr für seine eigene Unversehrtheit oder eine potentielle Schädigung Dritter ausgeht. Die Wahrnehmungen, wann eine solche Situation vorliegt, können zwischen Psychiatrie-Erfahrenen, Angehörigen und Professionellen stark differieren, und auch die richterliche Entscheidung kann diese Differenzen nicht heilen: immer wieder haben Psychiatrie-Erfahrene den Eindruck, Richter würden zu bereitwillig in ihren Einschätzungen dem medizinischen Fachpersonal folgen. Angehörige erleben auch das Gegenteil. Sie müssen erleben, wie aus ihrer Sicht einem stark behandlungsbedürftigen und selbstgefährdeten Familienangehörigen der aus ihrer Sicht erforderliche Schutz richterlich verwehrt wird.

Diese differenten Wahrnehmungen sind nicht das einzige Problem im Kontext von Zwangs- und freiheitsentziehenden Maßnahmen. So gibt es Psychiatrie-Erfahrene, die darin nichts Anderes erkennen können als unlautere Übergriffe, und es gibt Angehörige, die sich eine deutlich geringere Reglementierung wünschen würden – in der trügerischen Hoffnung, damit könnten Krankheitsprozesse positiver beeinflusst werden. Wo solche Auffassungen vorherrschen und vorgetragen werden, erschweren sie den innerfamiliären Dialog beträchtlich.

Uneingeschränkte Information und unvoreingenommene Auseinandersetzung mit den Haltungen, Meinungen und Auffassungen, die für und gegen eine Zwangs- bzw. freiheitsentziehende Maßnahme gerade in dieser Situation sprechen bzw. sprachen, bergen die langfristige Chance einer Annäherung. Selbst wenn sich damit die Positionen nicht angleichen, darf langfristig mit einer Zunahme an wechselseitiger Akzeptanz gerechnet werden.

Good Clinical Practice

Psychiatrie-Erfahrene und Angehörige begrüßen alle Initiativen und Maßnahmen, die der Entstehung eines Milieus dienen, in dem Patienten weniger geneigt sind, ihre Bedürfnisse bzw. ihre Empfindungen über aggressives Verhalten auszudrücken. Anti-Aggressions- und Deeskalationstrainings sind ein Teil solcher Maßnahmen. Trialogisch besetzte Qualitätszirkel, die sich die Entwicklung aggressionsvermeidender Milieus vornehmen, sind besonders zu empfehlen.

▌ **Die Haltung von Psychiatrie-Erfahrenen und Angehörigen gegenüber Zwangs- und freiheitsentziehenden Maßnahmen**

Werden freiheitsentziehende oder Zwangsmaßnahmen durchgeführt, besteht von Seiten der Psychiatrie-Erfahrenen und der Angehörigen der Anspruch, sowohl vor Einleitung der Maßnahmen, im Zuge der Intervention und im Nachhinein über alles informiert zu werden, was auch aus fachlich-professioneller Sicht von Bedeutung ist – und dies unabhängig davon, ob die Betreffenden zu dem jeweiligen Zeitpunkt der Maßnahme zustimmen oder nicht. Dies kann ggf. für die Mitarbeiterinnen und Mitarbeiter eine zusätzliche große Herausforderung bedeuten, neben den für die Intervention notwendigen Schritten.

Wenn Angehörige Zeugen oder unfreiwillige Beteiligte von Zwang gegenüber Patienten werden, ist eine unmittelbare anschließende Besprechung in einem ruhigen Rahmen unabdingbar.

Eine umfassende Information auch der Angehörigen (die in der Regel während der Intervention nicht anwesend sind) ist u. a. auch deshalb erforderlich, da Angehörige um Zwangsmaßnahmen in psychiatrischen Kliniken wissen und dieses Wissen häufig mit negativen Affekten belegt ist. Außerdem werden die Patienten mit hoher Wahrscheinlichkeit ihren Angehörigen von solchen für sie einschneidenden Situationen berichten. Wo es eben möglich ist, sollten diese Informationen in einer gemeinsamen Situation den Psychiatrie-Erfahrenen und den Angehörigen gegeben werden. Auch dafür eignet sich die Institution der „Angehörigenvisite" in ausgezeichneter Weise (Fähndrich u. a. 2001, Johannsen 1993).

Die konkrete Information über erfolgte Zwangsmaßnahmen bei einem Familienmitglied erfolgt nur mit dessen Einwilligung. Davon unabhängig sollten Angehörige über die in der jeweiligen Klinik geübte generelle Praxis bei Zwangseinweisungen informiert werden, z. B. in den üblichen Informationsbroschüren. Gelegentlich entstehen divergente Situationsbeurteilungen seitens Psychiatrie-Erfahrener und ihrer Angehörigen. In solchen Fällen kann eine vorübergehende räumliche Trennung hilfreich sein. Wo eine große Übereinstimmung zwischen Patient und Angehörigem besteht und besonders dann, wenn die Nähe von Familienangehörigen sich eher beruhigend auszuwirken verspricht, kann es sinnvoll sein, auch im stationären Rahmen Familienangehörige einzubeziehen, z. B. als Sitzwachen bei Fixierungen [2].

6.7 | Ethnische Minoritäten

▌ Vorbemerkung

Ungefähr 15,3 Millionen Menschen in Deutschland haben einen Migrationshintergrund. In Ballungsräumen leben zum Teil Menschen aus mehr als 100 Nationalitäten, mit unterschiedlichstem kulturellem Hintergrund und einer Vielzahl von Sprachen. Viele Mitglieder der ersten Migrantengeneration verfügen oft über keine bzw. nur vergleichsweise schlechte Kenntnisse der deutschen Sprache. Ein kausaler Zusammenhang zwischen Migration und psychischen Störungen ist bisher nicht bewiesen. Migranten sind jedoch einer Vielzahl von besonderen Belastungen und Begleitumständen ausgesetzt, die psychische oder psychosomatische Reaktionen hervorrufen können (u. a. Traumatisierungen bedingt durch Flucht, Haft, Gewalt, Bindungsverluste, Entwurzelung, Anpassungsschwierigkeiten, Identitätsprobleme, Rollenverluste, Generationenkonflikte, sprachliche und kulturelle Verständnisprobleme, Diskriminierungen). Die psychosoziale Situation und die Probleme bei der Versorgung von Migranten tragen mit dazu bei, dass bei Menschen mit Migrationshintergrund größere Erkrankungs- und Sterblichkeitsrisiken vorhanden sind als bei der einheimischen Bevölkerung. Ethnische Minoritäten nehmen die stationäre psychiatrische Behandlung häufig erst dann in Anspruch, wenn sie schwerwiegend erkrankt sind (Gesundheitsministerkonferenz der Länder 2007).

---

[2] Dies setzt nicht nur die Bereitschaft der Angehörigen und einen entsprechenden Wunsch des Patienten voraus, sondern auch eine engmaschige Begleitung, weshalb sich etwaige Hoffnungen auf Spareffekte von vornherein ausschließen.

▮ Häufigkeit aggressiven Verhaltens

Bei mehr als 15 000 Aufnahmen mit einem Ausländeranteil von 6,2% konnte gezeigt werden, dass Tätlichkeiten und kriminelles Verhalten bei Deutschen häufiger vorkamen als bei Ausländern (Türken 29%, Italiener 20%, Jugoslawen 17%) (Häfner 1980).

Auch im Kanton Zürich konnte festgestellt werden, dass ausländische Patienten weniger aggressiv waren als schweizerische (Rüesch 2003). Eine deutsche Untersuchung ergab keinen signifikanten Unterschied zwischen deutschen und ausländischen Patienten hinsichtlich der aggressiven Vorfälle (Ketelsen et al. 2006). Ethnische Gruppen in einer forensischen Psychiatrie in New York unterschieden sich nicht in der Häufigkeit von gewalttätigem Verhalten (Price et al. 2004). Hingegen zeigte eine Untersuchung an über 9000 Patienten ein häufigeres Auftreten fremdaggressiven Verhaltens bei nicht-weißen Patienten, allerdings nur bei Patienten mit mittlerem Bildungsniveau. Für Patienten mit niedrigem oder hohem Bildungsniveau ergaben sich keine Unterschiede in der ethnischen Zugehörigkeit (Tardiff u. Sweillam 1980). Bei einer Gruppe von 105 in Deutschland stationär psychiatrisch behandelten Menschen mit Migrationshintergrund konnten im matched pair-Design keine Unterschiede zu deutschen Patienten bezüglich aggressiven Verhaltens (Social Dysfunction and Aggression Scale (SDAS) und Modified Overt Aggression Scale (MOAS)) gefunden werden. Tätliche Aggression fand sich jedoch bei deutschen Patienten sowohl im Ausmaß als auch in der Häufigkeit ausgeprägter (SDAS). Die Gruppe der Immigranten bestand aus Türken (32%), Jugoslawen (12%) und Italienern (8%) (Grube 2004).

▮ Zwangseinweisungen

In Großbritannien haben farbige Einwanderer aus afrikanischen und karibischen Staaten ein höheres Risiko für Zwangseinweisungen (Davies 1996, Singh et al. 1997). Auch in Dänemark wurde eine höhere Wahrscheinlichkeit für eine Zwangseinweisung für Patienten gefunden, die einer ethnischen Minderheit zugehören (Kastrup 2007). Aus Deutschland liegen bisher diesbezüglich keine aussagekräftigen versorgungsepidemiologischen Daten vor.

▮ Isolierung und Fixierung

Es konnten keine Studien aus Deutschland identifiziert werden, die sich mit der Frage von Zwangsmaßnahmen bei ethnischen Minoritäten beschäftigen. Die internationale Befundlage hinsichtlich der Frage, ob ethnische Minoritäten bei psychiatrischer Behandlung häufiger von freiheitsbeschränkenden Zwangsmaßnahmen betroffen sind, ist uneinheitlich. In einer Studie in Großbritannien wurden die aggressiven Vorfälle von über 1500 Patienten in 14 Kliniken über 3 Jahre untersucht. Dabei stellte sich heraus, dass farbige Patienten eher isoliert wurden als weiße. Für Festhalten ergab sich kein Unterschied. Wurden jedoch andere konfundierende Variablen, v. a. das Alter, berücksichtigt, war dieser Effekt nicht mehr signifikant, da die schwarzen Patienten in der Regel jünger waren (Gudjonsson 2004). Eine weitere britische Studie konnte keine Unterschiede zwischen farbigen und weißen Patienten in der Häufigkeit von Isolierungen finden, jedoch wurden farbige Patienten länger isoliert als weiße (Mason 1995). In einer forensischen Psychiatrie in New York gab es keine Unterschiede zwischen verschiedenen ethnischen Gruppen hinsichtlich der Anzahl von Fixierungen. Allerdings wurden Asiaten und Schwarze häufiger isoliert als andere Gruppen (Price 2004).

Im Gegensatz dazu wurde ebenfalls aus den USA über eine höhere Rate und längere Dauer von Isolierungen bei ethnischen Minoritäten (Smith et al. 2005), aus Neuseeland über ein höheres Risiko nicht-weißer Patienten für Isolierung (El-Badri u. Mellsop 2002), aus Israel über eine höhere Rate von Fixierungen bei Immigranten (Porat 1997) und in Großbritannien, Italien und Griechenland im Rahmen einer multizentrischen europäischen Studie über eine höhere Wahrscheinlichkeit von Zwangsmaßnahmen bei Migranten berichtet (Bowers 2005). Aus Deutschland liegen wiederum keine aussagekräftigen Studien vor.

Untersuchungen vor 1985 vorwiegend aus den USA zeigten ein heterogenes Bild (Telintelo et al. 1983, Carpenter et al. 1988, Flaherty u. Meagher 1980, Kuhlmann et al. 1982, Soloff u. Turner 1981, Plutchik et al. 1978, Oldham et al. 1983, Binder 1979, Okin 1985, Ramchandani et al. 1981, Tardiff 1981, Lawson et al. 1984). Way und Banks untersuchten 23 psychiatrische Krankenhäuser in New York und verglichen während eines vierwöchigen Beobachtungszeitraums die Charakteristika von 657 zwangsbehandelten Patienten mit denen von 22 939 nicht zwangsbehandelten Patienten. Afroamerikanische Patienten wurden zwar häufiger zwangsbehandelt, aber unter Berücksichtigung von Alterskategorien war dieser Effekt nicht mehr signifikant. Die Zusammenhänge zwischen ethnischer Zugehörigkeit und Zwangsmaßnahmen wurden auf lokale Effekte zurückgeführt (Fisher 1994, Way u. Banks 1990). Diese Annahme wurde durch eine Replikation der Studie von Way und Banks bestätigt (Forquer et al. 2005).

Evidenzgrad B

Aggressives Verhalten tritt bei Patienten aus ethnischen Minderheiten oder mit Migrationshintergrund im Vergleich zu deutschen Patienten gleich häufig oder eher seltener auf.

Good Clinical Practice

Interkulturelle und sprachliche Kompetenzen von Mitarbeiterinnen und Mitarbeitern sollten genutzt werden. In Regionen mit hohem Anteil von Migrantinnen und Migranten empfiehlt es sich, MitarbeiterInnen mit Migrationshintergrund und entsprechenden Sprachkenntnissen zu beschäftigen.

6.8 | Geschlechtsspezifische Aspekte

Die Datenlage zu geschlechtsspezifischen Aspekten aggressiven Verhaltens und von Zwangsmaßnahmen ist dadurch gekennzeichnet, dass eine Vielzahl kleinerer Studien aus verschiedenen Ländern, teilweise an erheblich selektierten Stichproben, vorliegt. Systematische Übersichtsarbeiten mit Berücksichtigung von Gender-Aspekten liegen zu aggressivem Verhalten in psychiatrischen Kliniken vor (Steinert 2006), zu Zwangsmaßnahmen nur in geringem Umfang und älteren Datums (Gerlock u. Solomons 1983).

▌ Aggressives Verhalten

Einige Studien fanden in der Vergangenheit bei teils auch großen untersuchten Patientenkollektiven keine Geschlechtsunterschiede in der Häufigkeit aggressiven Verhaltens (Tardiff u. Sweillam 1982, Meyers u. Dunner 1984, Hodkinson et al. 1985, Beck et al. 1991, Miller et al. 1993). Einige Studien berichteten auch häufigeres Auftreten bei Männern (Pearson et al. 1986, Kay et al. 1988, Steinert et al. 1996), andere dagegen häufigeres aggressives Verhalten bei Frauen (Binder u. McNeill 1990, Kiejna et al. 1993, Rassmussen u. Levander 1996). Nur eine Studie wurde speziell im Hinblick auf diese Fragestellung durchgeführt (Krakowsky u. Czobor 2004). Die Autoren fanden, dass Frauen häufiger bei stationärer Behandlung sowohl verbal als auch körperlich aggressiv reagierten, während Männer eher in der gemeindepsychiatrischen Behandlung durch aggressives Verhalten auffielen, und zwar im Zusammenhang mit Suchtmittelmissbrauch. Insgesamt kann festgehalten werden, dass die für die Allgemeinbevölkerung und auch für psychisch Kranke in der Gemeinde geltenden gut gesicherten Befunde einer deutlich höheren Prävalenz von Gewalttätigkeit bei Männern, welche sich auch im starken Überwiegen des männlichen Geschlechts im Maßregelvollzug widerspiegelt, für die (Akut-)Behandlung in psychiatrischen Institutionen so nicht bestätigt werden kann.

▌ Traumatisierung

Traumatische Erfahrungen treten bei psychisch Kranken deutlich häufiger auf als in der Allgemeinbevölkerung (Frueh et al. 2004, Seedat et al. 2003), teilweise, aber keineswegs ausschließlich, im Zusammenhang mit Behandlung und psychiatrischen Institutionen (Frueh et al. 2005). Ein Teil der Traumatisierungen betrifft ungewollte sexuelle Annäherungsversuche, ungenügende Privatsphäre und sexuelle Übergriffe durch Patienten, andere Personen und auch Mitarbeiter von Einrichtungen (Frueh et al. 2005). Von diesem Teil traumatischer Erfahrungen sind Frauen gehäuft betroffen, während Männer eher Opfer von Gewalterfahrungen sind (Frueh et al. 2005).

▮ Aufnahme gegen den Willen der Betroffenen

In einer multizentrischen finnischen Studie zeigte sich, dass Fremdgefährdung bei Männern häufiger der Einweisungsgrund oder der Anlass von
Zwangsmaßnahmen war (Tuohemaki et al. 2003). Eine Studie aus Zimbabwe
kam zu dem Ergebnis, dass Männer häufiger mit der Polizei zur Aufnahme
gebracht wurden als Frauen, die öfter von Angehörigen oder Freunden gebracht wurden (Sebit et al. 1998). Unfreiwillig aufgenommene Frauen berichteten in einer Studie aus Schweden über höhere Ausprägung von Zwang bei
der Aufnahme als Männer (Salander 2007). Ob derartige Ergebnisse auf andere Kulturkreise und Versorgungssysteme übertragbar sind, ist unklar.

▮ Zwangsmedikation

Es gibt sowohl Hinweise, dass Frauen seltener betroffen seien (Legett u.
Silvester 2003), als auch solche mit gegenteiligem Ergebnis (Wynn 2002).

▮ Festhalten

In Studien aus Japan und Norwegen waren jeweils Männer häufiger betroffen (Odawara et al. 2005, Wynn 2002), wiederholtes Festhalten kam aber
bei Frauen häufiger vor (Knutzen 2007).

▮ Fixierung

Auch hinsichtlich Fixierungen sind die Ergebnisse vorliegender Studien inkonsistent. Teilweise wurden Frauen häufiger fixiert (Way u. Banks 1990,
Porat et al. 1997), teilweise waren Männer häufiger von Fixierungen betroffen (Bornstein 1985, Knutzen 2007, Carpenter 1988). In einer norwegischen
Studie waren Männer häufiger, Frauen aber häufiger wiederholt betroffen
(Knutzen 2007). Andere Studien fanden keinen Unterschied in der Häufigkeit zwischen Männern und Frauen (Smith et al. 2005, Sajatovic et al.
2002). Auch hinsichtlich der Dauer wurden in einer dänischen Studie keine
Unterschiede gefunden (Engberg 1992).

▮ Isolierung

Auch bezüglich der Isolierung sind geschlechtsspezifische Befunde heterogen. Einige Studien zeigen einen höheren Anteil weiblicher Betroffener
(Legett u. Silverster 2003, Way u. Banks 1990, Mason 1998), andere Studien
fanden Männer häufiger betroffen (El-Badri u. Mellsop 2002, Carpenter
1988), andere fanden keine Geschlechtunterschiede (Binder 1979, Sajatovic
et al. 2002, Smith et al. 2005). In einer älteren Übersichtsarbeit aus den
USA wurde gefunden, dass wiederholte Isolierungen bei Frauen häufiger
seien (Gerlock u. Solomons 1983). Zusammenhänge mit dem Menstrua-
tionszyklus wurden dabei ebenfalls untersucht, aber nicht bestätigt.

▌ Einstellungen von Mitarbeitern

Weibliche Mitarbeiter glaubten, dass Patienten Isolierung oder Fixierung als positive Aufmerksamkeit erfahren, während männliche Mitarbeiter davon ausgehen, dass Zwangsmaßnahmen eine negative Erfahrung für die Patienten darstelle (Klinge 1994). Mason (2001) fand, dass das Entkleiden von Patienten vor einer Isolierung (sofern dies praktiziert wird) bei Mitarbeitern häufig im Sinne einer Sicherheitsmaßnahme rationalisiert wird.

Good Clinical Practice

Hinsichtlich der Wahrscheinlichkeit aggressiven Verhaltens in psychiatrischen Institutionen und der Wahrscheinlichkeit, Zwangsmaßnahmen zu erleiden, können keine sicheren geschlechtsspezifischen Risiken festgestellt werden. Frauen tragen jedoch allgemein ein deutlich höheres Risiko sexueller Traumatisierungen, nicht nur bei stationärer Behandlung, sondern generell (Lifetime-Prävalenz). Dies manifestiert sich in einer erheblichen Prävalenz sexueller Traumatisierungen bei psychisch kranken Patientinnen. Diesem Aspekt muss bei Maßnahmen gegen den Willen der Betroffenen, insbesondere Zwangsmaßnahmen, in besonderem Maße Rechnung getragen werden. Besonders sorgfältige Überlegungen mit einer entsprechenden zurückhaltenden Abwägung von Sicherheitserfordernissen und möglichen Traumatisierungen sind bei Maßnahmen des Entkleidens vor Interventionen wie z. B. Isolierung und bei intramuskulären Injektionen erforderlich. Auch die Einstellung von Mitarbeitern zu Zwangsmaßnahmen kann geschlechtsspezifische Besonderheiten aufweisen, die wahrgenommen und ggf. kritisch reflektiert werden sollten.

7 Aus-, Fort- und Weiterbildung

7.1 | Allgemeine Aspekte

Die Thematik des aggressiven Verhaltens psychiatrischer PatientInnen spielt gegenwärtig in der Fachweiterbildung für ÄrztInnen sowie in der Ausbildung für Pflegekräfte eine lediglich marginale Rolle. Es existieren keine standardisierten Ausbildungsmodule, die MitarbeiterInnen psychiatrischer Einrichtungen adäquat auf diese Problematik vorbereiten. Allerdings haben sich im Weiterbildungsbereich vieler Kliniken Trainingsprogramme zur Schulung von MitarbeiterInnen zur Prävention und Bewältigung aggressiven Patientenverhaltens seit Mitte der 1990er Jahre etabliert. Diese Trainingsprogramme werden überwiegend im Bereich des Pflegepersonals durchgeführt; im ärztlichen Bereich überwiegt nach wie vor die pharmakologische Komponente als Intervention gegen aggressives Verhalten. Ein weiteres Manko ist die meistens fehlende Einbeziehung von Betroffenen mit entsprechenden Erfahrungen und Angehörigen bei Schulungsmaßnahmen, obwohl derartige Empfehlungen bereits ausgesprochen wurden.

Ähnlich wie mehrere Jahrzehnte zuvor in den Vereinigten Staaten (St. Thomas Psychiatric Hospital 1976) handelte es sich auch hierzulande um Programme, die zunächst lediglich Körpertechniken zur Abwehr von Angriffen sowie Techniken für die Anwendung von Zwangsmaßnahmen vermittelten (Fuchs 1998). Dabei wurden in der Regel Adaptionen aus Selbstverteidigungskursen verwendet. Erst im Laufe der Zeit wurden diese Programme an die spezifischen Bedürfnisse von psychiatrischen Einrichtungen und Einrichtungen der Behindertenhilfe angepasst. Die spezifischen Bedürfnisse bestehen im Wesentlichen darin, die körperliche Abwehr mit den in diesen Einrichtungen vorherrschenden therapeutischen Vorstellungen kompatibel zu gestalten. In diesem Zusammenhang ist etwa die nicht unerhebliche Problematik der Schmerzverursachung von besonderer Bedeutung (Whittington et al. 2006).

Gerade angesichts der therapeutischen Komponente ist die alleinige Anwendung körperlicher Techniken nicht ausreichend. Während körperliche Interventionen auf die Bewältigung von Gewalt zielen, gilt es jedoch in einem ersten Schritt präventiv auf aggressive Patienten oder Klienten einzuwirken und die Eskalation zur körperlichen Gewalt zu verhindern. Die Integration von Deeskalation und körperlichen Techniken kann gegenwärtig als das Standardprogramm bezeichnet werden. Auch viele ehemals rein körperlich orientierte kommerzielle Programme haben zumindest zu einem kleinen Teil Präventionsmaßnahmen in ihre Ausbildung aufgenommen (Morrison u. Love 2003).

Mit einer gewissen Vorsicht ist jedoch der teilweise unüberlegte Einsatz solcher Trainingsprogramme zu sehen, die gelegentlich ohne weitere konzeptionelle Überlegungen durchgeführt werden. Diese Überlegungen sollten etwa die Frage nach der adäquaten Methode für die entsprechende Zielgruppe von Einrichtungen und MitarbeiterInnen stellen. Nicht alle Techniken, etwa der verbalen Deeskalation, sind gleichermaßen für gerontopsychiatrische Einrichtungen wie für akutpsychiatrische Stationen geeignet. Darüber hinaus sollte eine gute Einbettung in die Organisation und ihre Abläufe sichergestellt sein (Zarola u. Leather 2006).

Die wichtigste Frage ist jedoch, wie sehr das geplante Training auf körperliche Techniken setzt, die möglicherweise Schmerzen oder gar Verletzungen verursachen können. Im Sinne eines therapeutischen Milieus sollten dabei Ansätze zum Einsatz kommen, die primär auf die Prävention von Gewalt ausgerichtet sind, erst sekundär auf Gefahrenabwehr setzen und möglichst schonend für die zu behandelnde oder betreuende Klientel sind (Whittington et al. 2006).

7.2 | Inhalte von Trainingsmaßnahmen

Die Kombination von deeskalierenden Maßnahmen und körperlichen Interventionen folgt auch den zeitlichen und logischen Abläufen einer Gewaltsituation im Gesundheitswesen (Breakwell 1998). In der überwiegenden Zahl der Gewaltsituationen kann von einer Eskalation ausgegangen werden, die etwa anhand von Frühwarnzeichen wie verbaler Aggression, Verringerung der Körperdistanz und ähnlichem identifiziert werden kann. Jedoch kann auch davon ausgegangen werden, dass nicht alle Konflikte deeskaliert werden können. Ein kleiner, aber wegen der Auswirkungen nicht zu vernachlässigender Anteil dieser Situationen ist nur durch die Anwendung von körperlichem Zwang zu bewältigen.

7.2.1 Körperliche Abwehrtechniken

In der Literatur über Körpertechniken werden die folgenden Komponenten beschrieben (Fuchs 1998, Mason u. Chandley 1999, Richter et al. 2001, Wesuls et al. 2003, Wright 2003):

▌ Befreiungstechniken (z. B. aus Umklammerungen)
▌ Abwehrtechniken (gegen Tritte und Schläge)
▌ Immobilisationstechniken
▌ Fixierungstechniken

▮ Isolierungstechniken
▮ Haltetechniken (z. B. für Fixierungen oder Injektionen)
▮ Zwangsmedikation.

7.2.2 Deeskalationstechniken

Hinsichtlich der Deeskalation ist die Charakterisierung der eingesetzten Techniken nicht so leicht vorzunehmen. Bis heute steht eine wissenschaftliche Grundlage für interpersonelle Deeskalationstechniken noch aus. Dies gilt nicht nur für das Aggressionsmanagement im Gesundheitswesen, auch in anderen sozialen Bereichen existieren erst kleine Ansätze hierfür (Eckert u. Willems 2002, Hücker 1997, Linkemer 2000, Omer 2004). Es existieren lediglich kleinere Arbeiten, welche die Techniken relativ grob beschreiben, jedoch keine spezifischen Hinweise auf die Effektivität enthalten (Cowin et al. 2003, Leadbetter u. Paterson 1995, Maier 1996, Stevenson 1991). Eine erste Übersichtsarbeit über Deeskalationstechniken aus verschiedenen professionellen Bereichen beschrieb die folgenden Aspekte (Richter 2006):

▮ Stress- und Ärgermanagement
▮ Grundregeln der Deeskalation (frühzeitige Intervention, Zeitgewinn, Fairness gegenüber dem/der PatientIn etc.)
▮ Non-verbale Kommunikation (Körpersprache, Mimik, Gestik)
▮ Verbale Deeskalationstechniken (Aktives Zuhören, Verzicht auf Provokationen, Stärkung des Selbstwertgefühls des/der PatientIn etc.).

7.3 | Wissenschaftliche Evidenz der Effektivität von Trainingsmaßnahmen für MitarbeiterInnen

7.3.1 Effekte von Trainingsprogrammen zur Deeskalation

Im Kontrollgruppenvergleich ergab sich nur bei einer (Whittington u. Wykes 1996) von drei berücksichtigten Studien (Nijman et al. 1997, Smooth u. Gonzales 1995, Whittington u. Wykes 1996) ein Unterschied in Richtung weniger Vorfälle. Bei den Prä-Post-Studien (Colenda u. Hamer 1991, Hoeffer et al. 1997, Maxfield et al. 1996, Shah u. De 1998) wurde überwiegend ein Rückgang der registrierten Vorfälle gefunden. Ein Rückgang von Zwangsmaßnahmen wurde in einer Studie registriert (Smooth u. Gonzales 1995).

Bei den Befragungen zu Wissen und Zuversicht konnten in einer Studie positive Effekte identifiziert werden (Maxfield et al. 1996), in einer weiteren keine Veränderungen (Feldt u. Ryden 1992).

7.3.2 Effekte von Trainingsprogrammen zu Abwehrtechniken

Im Prä-Post-Design wurde ein Rückgang aggressiver Vorfälle registriert (Mortimer 1995, St. Thomas Psychiatric Hospital 1976), dies gilt auch für Verletzungen von Mitarbeitern (Ausnahme: (Parkes 1996), sowie Ausfalltage und Zwangsmaßnahmen (Forster et al. 1999, St. Thomas Psychiatric Hospital 1976, Wilkinson 1999).

Positive Effekte wurden in einer Befragungsstudie hinsichtlich der Zuversicht, schwierige Situationen zu beherrschen, gemessen (McGowan et al. 1999).

7.3.3 Effekte von Kombinationsprogrammen (Deeskalation und Abwehrtechniken)

In einer Cluster-randomisierten Studie ergaben sich weniger schwere Gewalt-Ereignisse (nicht jedoch eine geringere Gesamtzahl von Gewalt-Ereignissen) sowie weniger Zwangsmaßnahmen im experimentellen Arm (Needham et al. 2005 a).

Im Kontrollgruppenvergleich ergab sich ein gemischtes Bild: In zwei Studien verzeichnete die Interventionsgruppe weniger Vorfälle (Fitzwater u. Gates 2002, Infantino u. Musingo 1985), in zwei Studien waren mehr Vorfälle in der Interventionsgruppe (Ore 2002, Rice et al. 1985) und zwei fanden keine Unterschiede (Carmel u. Hunter 1990, van Rixtel et al. 1997). Bei Verletzungen (Carmel u. Hunter 1990, Infantino u. Musingo 1985) und Ausfalltagen (Ore 2002, Rice et al. 1985) erschweren die geringe Anzahl der Studien und die nicht gleichförmigen Resultate eine Trendaussage.

Beim Prä-Post-Vergleich ist die Befundlage sehr heterogen. Es finden sich sowohl Studien, die einen Rückgang ergeben (Allen et al. 1997, Calabro et al. 2002, Gertz 1980, Hagan u. Sayers 1995), als auch Studien, die einen Anstieg verzeichnen (Lehmann et al. 1983, Martin 1995) und solche, die keine Unterschiede registriert haben (Baker u. Bissmire 2000, Bowers et al. 2006, Needham et al. 2004, Sjöström et al. 2001).

Bei den Fragebogenstudien hinsichtlich Wissen und Zuversicht ergibt sich im Kontrollgruppendesign ein Vorteil für die Interventionsbedingungen (Allen u. Tynan 2000, Fitzwater u. Gates 2002, Hurlebaus u. Link 1997, Infantino u. Musingo 1985, Needham et al. 2005b; Rice et al. 1985, Thackrey 1987). Keine Veränderungen bei der Zuversicht fanden zwei Studien (Hurlebaus u. Link 1997, van Rixtel et al. 1997).

Im Prä-Post-Design finden sich bei den Befragungen nur positive Effekte der Trainingsprogramme auf Wissen und Zuversicht (Baker u. Bissmire 2000, Beech u. Leather 2003, Calabro et al. 2002, Ilkiw-Lavalle et al. 2002, Lehmann et al. 1983, McDonnell 1997, Paterson et al. 1992, Perkins u. Leadbetter 2002).

Empfehlungsgrad B

Trotz der (z. T. vermutlich methodisch bedingten) widersprüchlichen Studienergebnisse kann die Durchführung von Trainingsprogrammen zum Aggressionsmanagement in psychiatrischen Einrichtungen empfohlen werden. Wenngleich ein *gemessener* Rückgang bei aggressiven Vorfällen und ihren Konsequenzen nicht zwingend erwartet werden kann, sind vor allem positive Effekte auf das aggressionsrelevante Wissen sowie auf die Zuversicht der MitarbeiterInnen, aggressive Situationen beherrschen zu können, zu erwarten.

Good Clinical Practice

Obwohl keine vergleichenden Studien über die Komponenten (Deeskalation, Körpertechniken, Kombinationen) von Trainingsprogrammen für MitarbeiterInnen vorliegen, sollten Techniken vermittelt werden, die den MitarbeiterInnen in jeder Phase des Umgangs mit aggressivem Verhalten erfolgversprechende Optionen bieten. Das heißt, dass ausschließlich trainierte Deeskalationstechniken oder ausschließlich trainierte körperliche Techniken nicht zu empfehlen sind. Eine Kombination von Deeskalationstechniken mit Abwehrtechniken und sicheren Interventionen zur Durchführung von Zwangsmaßnahmen ist dagegen zu empfehlen. Darüber hinaus ist eine Anpassung der Trainingsmaßnahmen an die Erfordernisse der zu behandelnden Patientengruppe sowie der jeweiligen Einrichtung unabdingbar. Weiterhin sollten die Trainingsmaßnahmen gut in die Organisation der Einrichtung eingebettet sein. Ein isoliertes Trainingsprogramm, das nicht mit der Einrichtungsleitung sowie den sonstigen organisatorischen Abläufen abgestimmt ist, erscheint wenig zweckdienlich.

8 Intervention

8.1 | Allgemeine Aspekte

8.1.1 Ethische Grundlagen

Interventionen bei aggressivem Verhalten psychisch erkrankter Menschen erfolgen grundsätzlich in zwei Intentionen, zum Zweck der Behandlung und zum Zweck der Sicherung bzw. Gefahrenabwehr. Psychiatrisches Handeln ist gerade in Krisensituationen häufig durch diese Doppelfunktion gekennzeichnet und dient nicht ausschließlich therapeutischen Zwecken. Einige Interventionen wie Deeskalation, Zwangseinweisung und psychopharmakologische Behandlung, ggf. auch unter Zwang, haben sowohl therapeutische als auch Sicherungsaspekte. Andere wie die freiheitsbeschränkenden Zwangsmaßnahmen (z.B. Fixierung oder Isolierung) dienen primär der Herstellung von Sicherheit und haben nur nachrangige therapeutische Intentionen. Allen genannten Maßnahmen ist gemeinsam, dass sie in Krisensituationen, d.h. bei bedrohlichem und/oder aggressivem Verhalten von psychisch Kranken, ohne deren Willen bzw. Auftrag (z.B. Deeskalationsmaßnahmen) oder gegen deren Willen (Zwangsbehandlung, Zwangsmaßnahmen) durchgeführt werden.

Derartige Interventionen bedürfen zu ihrer Legitimierung mehrerer medizinethischer Voraussetzungen. Die grundlegende Vorstellung beinhaltet, dass die freie Willensbildung einer Person durch das Vorliegen einer psychischen Erkrankung in erheblichem Maß beeinträchtigt oder aufgehoben ist und dass das bedrohliche/aggressive Verhalten aus der Erkrankung resultiert (Vollmann 1997). Ist umgekehrt eine derartige Einschränkung der freien Willensbildung durch eine psychische Erkrankung oder Störung nicht feststellbar, ist eine Behandlung gegen den Willen ethisch nicht zu rechtfertigen und über den unmittelbaren Notfall hinausgehende Sicherungsmaßnahmen fallen in den Zuständigkeitsbereich der Polizei bzw. Justiz.

Eine über die reine Gefahrenabwehr hinausgehende eigentliche zwangsweise Behandlung bei aggressivem Verhalten legitimiert sich medizinethisch durch die Annahmen, dass

▌ die freie Willensbildung durch die Erkrankung partiell oder vollständig aufgehoben ist,

▌ die Fremdgefährdung eine kausale Folge der Erkrankung darstellt und

▮ der Krankheitszustand durch die erzwungene Behandlung mit vernünftiger Aussicht auf Erfolg gebessert werden kann. Dies steht in Übereinstimmung mit der Deklaration von Madrid der World Psychiatric Association (Helmchen 1996) und dem „White Paper", das 2004 vom Europarat verabschiedet wurde (Steering Committee on Bioethics of the Council of Europe, 2000).

Dass zwangsweise Behandlungen nicht nur im Sinne der Gefahrenabwehr, sondern auch der Besserung des Krankheitszustandes wirksam sein können, wurde für eine Reihe psychischer Erkrankungen wie Suchterkrankungen (Wild et al. 2002), Anorexie (Watson et al. 2000) und Schizophrenie (Steinert u. Schmid 2004) nachgewiesen. Dies gilt allerdings nicht für alle Betroffenen; in einer beträchtlichen Minderheit von Fällen kann damit keine ausreichende Besserung erzielt werden (Kjellin et al. 1997). Auch deshalb implizieren Entscheidungen über die Durchführung oder Unterlassung von Maßnahmen der Behandlung oder Sicherung unter Zwang grundsätzlich einen ethischen Konflikt, bei dem Respekt vor der Patientenautonomie einerseits und Verhinderung von Fremdgefährdung (ggf. auch Selbstgefährdung und Gesundheitsfürsorge) andererseits stets individuell und mit besonderer Sorgfalt abzuwägen sind (Steinert et al. 2001). Als theoretische Grundlage für derartige ethisch begründete Entscheidungen kommen verschiedene ethische Theorien in Frage, wobei sich für die Praxis der Psychiatrie eine Verknüpfung der Prinzipien-basierten Ethik und der „Ethics of Care" als besonders geeignet erweist (Bloch u. Green 2006). Eine besondere ethische Problematik im Umgang mit aggressivem Verhalten erwächst aus der Tatsache, dass Entscheidungen bezüglich Zwangsbehandlungen oder freiheitseinschränkender Maßnahmen von der Empathie und vorausschauenden Abschätzung von Risiken nicht nur für den/die Patienten/-in, sondern auch für die potentiell oder tatsächlich von aggressiven Verhaltensweisen Betroffenen getragen sein müssen. Unter Verwendung von Fallvignetten konnte gezeigt werden, dass die ethischen Entscheidungen von Psychiatern in Bezug auf Zwangseinweisung und Zwangsbehandlung bei Fremdgefährdung sich nicht signifikant von den Beurteilungen medizinischer Laien unterscheiden (Steinert et al. 2005). Wenn Zwangsmaßnahmen als ultima ratio erforderlich werden, ist es unter ethischen Gesichtspunkten geboten, die am wenigsten eingreifende der möglichen Maßnahmen zu wählen. Die Ansichten, welche Maßnahmen ggf. am wenigsten eingreifend sind, variieren jedoch sowohl innerhalb Deutschlands als auch international stark. In der bisher einzigen randomisierten kontrollierten Studie, die verschiedene Arten freiheitsbeschränkender Zwangsmaßnahmen (Fixierung und Isolierung) verglich, ergaben sich in der Beurteilung der erlebten Einschränkungen aus Sicht der Betroffenen keine signifikanten Unterschiede (Bergk u. Steinert 2007).

> **Good Clinical Practice**
>
> Psychiatrisch Tätigen sollte in der Konfrontation mit aggressiven Verhaltensweisen der Doppelcharakter psychiatrischen Handelns mit Aspekten sowohl der Behandlung als auch der Sicherung bewusst sein; sie sollten bedenken, dass Zwangsmaßnahmen zu schweren psychischen Folgen führen können. Ein euphemistischer und verschleiernder Sprachgebrauch nützt weder den Betroffenen noch der Behandlung. Entscheidungen über Maßnahmen gegen den Willen von Patienten bedürfen sorgfältiger ethischer Klärungen:
>
> ▋ Liegt eine psychische Erkrankung vor, die die freie Willensbestimmung beeinträchtigt?
> ▋ Sind die beabsichtigten Maßnahmen verhältnismäßig im Hinblick auf das angestrebte Ziel der Schadensvermeidung? (Ggf. sind dabei auch die Schutzbedürfnisse Dritter in Rechnung zu stellen.)
> ▋ Welche Form der Anwendung von Zwang ist am wenigsten eingreifend in das Selbstbestimmungsrecht und die Menschenwürde des Betroffenen, wenn Alternativen nicht realisierbar sind?
>
> Wenn aus medizinischer Sicht Alternativen bestehen, auch zwischen verschiedenen Formen der Ausübung von Zwang, sollte versucht werden, die Meinung des/der Betroffenen zu ergründen und die Maßnahmen soweit möglich danach auszurichten.

8.1.2 Rechtliche Grundlagen

Das Grundgesetz (GG) schützt in Artikel 2 das Recht auf Freiheit und das Recht auf körperliche Unversehrtheit mit dem Hinweis darauf, dass in jedes dieser Grundrechte nur aufgrund eines Gesetzes eingegriffen werden darf. In Artikel 104 GG ist außerdem geregelt, dass ein Eingriff in die Freiheitsrechte nur dann möglich ist, wenn er auf der Grundlage einer richterlichen Entscheidung erfolgt.

Die Anwendung von Zwang in der psychiatrischen Behandlung ist folglich nur rechtmäßig, wenn sie durch eine gesetzliche Grundlage und – außer im akuten Notfall – zusätzlich durch eine richterliche Ermächtigung gedeckt ist. Rechtliche Grundlagen dafür können die Psychisch Kranken- bzw. Unterbringungsgesetze der Bundesländer, das Betreuungsrecht (§ 1906 BGB) sowie bei Kindern und Jugendlichen die Regelung des § 1631 b BGB sein. Für die Anwendbarkeit der maßgeblichen Rechtsgrundlage kommt es darauf an, ob es um die Abwendung von Eigen- oder Fremdgefahr geht. Außerdem kann in Notfällen (z. B. in den Nachtstunden, solange der Betreuer oder der Sorgeberechtigte nicht erreichbar sind) ein Zwangseinsatz unter dem Gesichtspunkt des rechtfertigenden Notstandes (§ 34 StGB) zulässig sein.

Die öffentlich-rechtlichen Einweisungs- und Unterbringungsvorschriften, die zunächst als Teil des Polizeirechts verstanden wurden in Verbindung mit dem Begriff der Gefährdung der öffentlichen Sicherheit und Ordnung, sind durch 16 unterschiedliche Landesgesetze geregelt mit einer großen Varianz zwischen den Gesetzestexten der einzelnen Bundesländer (Martin u. Steinert 2005, Cording u. Weig 2003). Welche Behandlungspraxis mit diesen unterschiedlichen gesetzlichen Regelungen umgesetzt wird, ist bislang nicht untersucht (Steinert u. Kallert 2006).

Am 1.1.1992 ist das Gesetz zur Reform des Rechts der Vormundschaft und Pflegschaft für Volljährige (Betreuungsgesetz – BtG – im Bürgerliches Gesetzbuch – BGB) in Kraft getreten. Das Betreuungsrecht ist am Wohl der Betroffenen orientiert, insbesondere bezogen auf die Gestaltung seines Lebens nach eigenen Wünschen und Vorstellungen (§ 1901 Abs. 2 und 3 BGB).

In den §§ 70 ff FGG (Gesetz über die Angelegenheiten der freiwilligen Gerichtsbarkeit) ist das Unterbringungsverfahren für die öffentlich-rechtliche (UBG) und die zivilrechtliche (BGB) Unterbringung in den wesentlichen Fragen geregelt. Die Zuständigkeit bei Volljährigen liegt beim Vormundschaftsgericht, bei der Unterbringung Minderjähriger nach § 1631b BGB beim Familiengericht.

Bei allen Zwangsmaßnahmen muss der Grundsatz der Verhältnismäßigkeit beachtet werden mit der Überprüfung, ob nicht ein milderes, weniger belastendes Mittel zur Verfügung steht, das angestrebte Ziel zu erreichen (Marschner 2005, Jürgens et al. 2002).

Im Folgenden werden die rechtlichen Grundlagen bezogen auf Unterbringung, freiheitsbeschränkende Maßnahmen und medikamentöse Zwangsbehandlung für Volljährige dargestellt.

▮ Unterbringung

Eine Unterbringung liegt vor, wenn der betroffene Patient ohne oder gegen seinen natürlichen Willen am Verlassen eines bestimmten räumlichen Bereiches gehindert wird.

Voraussetzung für eine **öffentlich-rechtliche Unterbringung** ist das Vorliegen einer psychischen Krankheit und das Vorliegen einer erheblichen gegenwärtigen Gefahr für die bedrohten Rechtsgüter. Darunter werden in der Regel das Leben oder die Gesundheit des Betroffenen (Selbstgefährdung) oder bedeutende Rechtsgüter anderer (Fremdgefährdung) verstanden mit weitgehender Übereinstimmung zwischen den Ländergesetzen (Martin u. Steinert 2005, Marschner 2006). Insgesamt fordert die die aktuelle Rechtsprechung eine „erhebliche oder hohe Wahrscheinlichkeit, das heißt, dass mit einer Beeinträchtigung der bedrohten Rechtsgüter mit hoher Wahrscheinlichkeit und jederzeit gerechnet werden muss" (Marschner 2006). Die fürsorgliche Zurückhaltung ohne Gerichtsentscheid ist bis zum Ablauf des folgenden Tages möglich, lediglich in Baden-Württemberg kann eine Zurückhaltung bis zu 72 Stunden erfolgen.

Die Unterbringung nach dem **Betreuungsrecht** darf nur zum Wohl des Betreuten und nicht vorrangig zur Abwendung von Schäden Dritter erfolgen, wird also wegen ausschließlich aggressiven Verhaltens in aller Regel nicht in Betracht kommen, sofern nicht eine beträchtliche Selbstgefährdung daraus ableitbar ist. Voraussetzung einer betreuungsrechtlichen Unterbringung ist die Bestellung eines Betreuers mit dem Aufgabenkreis Aufenthaltsbestimmung oder Unterbringung. Eine Unterbringung kann in der Fassung des Betreuungsrechtsänderungsgesetzes nach § 1906 Abs. 5 BGB auch durch einen Bevollmächtigten erfolgen bei schriftlicher Erteilung der Vollmacht, falls diese die Unterbringung ausdrücklich mit einschließt.

Voraussetzung für eine betreuungsrechtliche Unterbringung ist das Bestehen einer psychischen Krankheit oder geistigen/seelischen Behinderung (§ 1906 Abs. 1 BGB).

Unterbringungsgründe nach dem BGB sind:
1. Die Abwendung einer erheblichen Selbstgefährdung, d. h., dass auf Grund einer psychischen, geistigen oder seelischen Behinderung des Betreuten die Gefahr bestehen muss, dass er sich selbst tötet oder erheblichen gesundheitlichen Schaden zufügt (§ 1906 Abs. 1 Nr. 1 BGB) und
2. die Durchführung notwendiger Untersuchungen des Gesundheitszustandes, eine Heilbehandlung oder ein ärztlicher Eingriff, die ohne die Unterbringung des Betreuten nicht durchgeführt werden können und hinsichtlich derer er aufgrund seiner Behinderung die Notwendigkeit der Unterbringung nicht einsehen oder nach dieser Einsicht nicht handeln kann (§ 1906 Abs. 1 Nr. 2 BGB).

In Fällen der Selbstgefährdung ist bei Patienten, die unter gesetzlicher Betreuung stehen, die betreuungsrechtliche Unterbringung vorrangig.

Bei unmittelbarer, nicht anders abwendbarer Gefahrenlage ist ausnahmsweise für eine kurze Übergangszeit (bis zur Einholung einer gerichtlichen Entscheidung) ohne vorherige gerichtliche Anordnung die Anwendung von Zwang (Freiheitsentzug) unter dem Gesichtspunkt des rechtfertigenden Notstandes nach dem § 34 StGB zulässig. Dabei muss die Verhältnismäßigkeit von Gefahr und ergriffener Maßnahme beachtet werden. Eine richterliche Ermächtigung (öffentlich-rechtliche Unterbringung/Betreuungsrecht) muss bei Fortbestehen der Gefahrenlage umgehend eingeholt werden, sobald der amtsgerichtliche Eildienst zur Verfügung steht.

▌ Freiheitsbeschränkende Maßnahmen

Im **öffentlichen Unterbringungsrecht** der Länder sind die Bestimmungen zur Durchführung von freiheitsbeschränkenden Maßnahmen unter „besonderen Sicherungsmaßnahmen" aufgeführt bzw. teilweise unter „Maßnahmen des unmittelbaren Zwangs". In einigen Bundesländern sind Anordnung und Dokumentation von freiheitsbeschränkenden Maßnahmen wie Fixierung und Isolierung ausdrücklich geregelt. In der Regel wird eine gegenwärtige erhebliche Selbst- bzw. Fremdgefährdung vorausgesetzt und eine ärztliche Anordnung verlangt (Martin u. Steinert 2005).

Nach dem **Betreuungsrecht** handelt es sich bei freiheitsbeschränkenden Maßnahmen um so genannte unterbringungsähnliche Maßnahmen. Dazu gehört auch die Gabe von Medikamenten, die gezielt dazu verwendet werden, den Betreuten am Verlassen der Einrichtung zu hindern (§ 1906

Abs. 4 BGB). Medikamente, die zu Heilzwecken gegeben werden, werden von dieser Regelung nicht erfasst (Jürgens et al. 2002).

Diese unterbringungsähnlichen Maßnahmen sind nach dem BGB nur mit Einwilligung des Betreuers, dessen Aufgabenkreis hierzu die Aufenthaltsbestimmung oder die Entscheidung über Freiheitsbeschränkungen umfassen muss, zulässig. Ebenso kann ein Bevollmächtigter nach § 1906 Abs. 5 BGB bei schriftlicher Erstellung der Vollmacht in Freiheitseingriffe rechtswirksam einwilligen, falls die Vollmacht die genannten Maßnahmen ausdrücklich einschließt.

Wenn diese Maßnahmen regelmäßig (z. B. stets zur selben Zeit, aus wiederkehrendem Anlass oder über längere Dauer) durchgeführt werden, ist daneben eine vormundschaftsgerichtliche Genehmigung erforderlich (§ 1906 Abs. 4 BGB).

In Notfällen kann darüber hinaus für kurze Zeit bis zur Einholung eines gerichtlichen Beschlusses unter dem Aspekt des rechtfertigenden Notstandes (§ 34 StGB) eine freiheitsbeschränkende Maßnahme zulässig sein (bei strikter Wahrung des Verhältnismäßigkeitsgrundsatzes).

▌ Medikamentöse Zwangsbehandlung

Zur Rechtmäßigkeit von Behandlungsmaßnahmen gegen den Willen der untergebrachten Person finden sich im **öffentlichen Unterbringungsrecht** der Länder unterschiedliche Regelungen. In einigen Bundesländern besteht eine Pflicht der Betroffenen, erforderliche, unaufschiebbare oder notwendige Behandlungsmaßnahmen zu dulden, in anderen ist eine Behandlung gegen den Willen des Betroffenen nur zulässig, wenn eine Gefahr für dessen Gesundheit oder Leben oder für entsprechende Rechtsgüter Dritter besteht und wiederum in anderen wird lediglich auf den Anspruch auf eine Behandlung bzw. deren Durchführung hingewiesen (Martin u. Steinert 2005).

Im **Betreuungsrecht** kann ein Betreuer mit entsprechendem Aufgabenkreis (Gesundheitsfürsorge oder Zustimmung zu Heilmaßnahmen), ebenso ein Bevollmächtigter mit entsprechendem Vollmachtsinhalt, das Einverständnis des Patienten ersetzen, falls dieser krankheitsbedingt einwilligungsunfähig ist. Eine zusätzliche Genehmigung des Vormundschaftsgerichts sieht das BGB nur bei zu befürchtenden schwerwiegenden Folgen vor (§ 1904 Abs. 1 BGB). Es fehlt eine ausdrückliche gesetzliche Regelung, die einen Eingriff in das Grundrecht der körperlichen Unversehrtheit und auf diese Weise eine Zwangsbehandlung erlaubt (Marschner 2006, Thiel u. Röttgers 2006). Die Rechtmäßigkeit des Einsatzes physischer Gewalt zur Durchsetzung einer ärztlichen Maßnahme ist deshalb umstritten, was zu einer uneinheitlichen Rechtsprechung geführt hat (Marschner 2005, Marschner 2006, Thiel u. Röttgers 2006, Tietze 2006).

Zur Frage der Rechtmäßigkeit lassen sich unterschiedliche Positionen unterscheiden, die kurz dargestellt werden sollen (Thiel u. Röttgers 2006):
1. Die Zwangsbehandlung auf betreuungsrechtlicher Basis wird als unzulässig gesehen. Bei akuten Gefahrensituationen muss auf die Regelungen

des öffentlichen Unterbringungsrechts zurückgegriffen werden bzw. bei Notfallbehandlungen auf die allgemeine Hilfspflicht des § 323 c StGB (Marschner 2005).

2. Bei Lebensgefahr oder anderer erheblicher Gefahr für die Gesundheit kann eine Zwangsbehandlung auf betreuungsrechtlicher Basis erfolgen.

3. Im Rahmen einer betreuungsrechtlichen Unterbringung ist eine Zwangs-behandlung bei entsprechender medizinischer Indikation ohne strenge Prüfung der Verhältnismäßigkeit möglich.

Der Bundesgerichtshof hat die Streitfrage in einer Grundsatzentscheidung Anfang 2006 (AZ: XII ZB 236/05) dahingehend entschieden, dass die rich-terliche Unterbringungsgenehmigung nach § 1906 Abs. 1 Nr. 2 BGB auch die Befugnis mit einschließt, während der Unterbringung eine verhältnis-mäßige Zwangsbehandlung durchzuführen, da sich sonst der Zweck der Unterbringung (Heilbehandlung) nicht erreichen liesse. Allerdings soll der Umfang der zulässigen zwangsweisen Behandlung im Unterbringungsge-nehmigungsbeschluss möglichst präzise beschrieben werden.

Good Clinical Practice

Die Unterbringung und die Durchführung freiheitsbeschränkender Maß-nahmen und medikamentöser Zwangsbehandlung dürfen nur auf der Grundlage des geltenden Rechts erfolgen. Wurde eine dieser Maßnahmen im Rahmen eines rechtfertigenden Notstandes durchgeführt, muss umge-hend bei Fortbestehen der Gefahrenlage eine richterliche Ermächtigung eingeholt werden.

8.2 | Zwangseinweisung

8.2.1 Vorbemerkungen

Zwangsaufnahmen in ein psychiatrisches Krankenhaus können bei ver-schiedenen klinischen Situationen erforderlich werden: Im Einzelnen kann dies aggressive, erregte, intoxikierte, verwirrte oder suizidale Patienten be-treffen. Handlungsleitende Maxime in dieser Situation muss sein, den oft einwilligungsunfähigen, kognitiv minderbelastbaren oder erregten Patien-ten zeitlich nur so kurz als möglich zu beanspruchen. Die nachfolgenden für eine Akutsituation geltenden Ausführungen sollten sich auch auf den „Normalfall" der Unterbringungsvorbereitung übertragen lassen. Zu be-rücksichtigen sind die in den einzelnen Bundesländern unterschiedlichen Regelungen nach den landeseigenen Psychisch Kranken (PsychKG)- bzw. Unterbringungsgesetzen oder nach dem Betreuungsgesetz. Die Darstellung gliedert sich in die von den involvierten Berufsgruppen zu leistenden Auf-gaben und benennt auch diesbezügliche Verhaltens- bzw. Vorgehensweisen.

8.2.2 Personen- bzw. funktionsunabhängige Aufgaben

Frühest möglich ist zu klären, ob ein Unterbringungsverfahren über das Ordnungsamt (bzw. den Sozialpsychiatrischen Dienst in anderen Bundesländern) eingeleitet wird. In akuten Krisensituationen kann demgegenüber eine notfallmäßige Einweisung erfolgen. Für das Unterbringungsverfahren ist es nötig, dass alle in eine solche Entscheidungsfindung einbezogenen Ansprechpartner (vor allem Ärzte und Gerichte) kontinuierlich (auch an Wochenenden und Feiertagen) zur Verfügung stehen (Anmerkung: Eine solche Verfügbarkeit ist von finanziellen Ressourcen abhängig!). Zudem ist es bei einer Begutachtung günstig, dass sowohl fachärztliche als auch sozialarbeiterische/pflegerische Kompetenz vor Ort ist und insbesondere die Einschätzung einer unmittelbaren Gefährdung nicht durch Verwaltungspersonal erfolgt.

Die von den einbezogenen Personen in dem Verfahren eingenommenen Funktionen bzw. professionellen Rollen sind frühzeitig und transparent gegenüber dem Patienten sowie auch Familienangehörigen zu kommunizieren bzw. zu verdeutlichen. Dies gilt insbesondere dann, wenn eine Person in dem Verfahren mehrere Funktionen ausübt, was generell kritisch zu sehen ist.

Grundsätzlich muss die Kommunikation dem Zustand des Patienten angepasst sein. In der ärztlichen Kommunikation gegenüber Behörden/richterlichen Instanzen empfiehlt sich die Verwendung einer klaren, sachlichen und nachvollziehbaren Terminologie (Beispiele: lebensbedrohlicher Zustand, Bewusstlosigkeit) ohne die übermäßige Verwendung von Fachtermini und mit konkreter Benennung der Gefährdung. Die gesamte Prozedur sollte zeitlich begrenzt werden, weil sie für den Patienten sehr belastend sein kann. Insofern gilt das Grundprinzip, eine rasche und klare Entscheidung im Interesse des Patienten zu finden. Allerdings kann es sowohl vor wie während der Krankenhausaufnahme erforderlich sein, keinen zu großen Zeitdruck zu erzeugen, wenn dadurch eine vorhandene partielle Compliance auf Seiten des Patienten gefährdet werden könnte. Für den Patienten sollte es in jedem Stadium der Prozedur möglich sein, Angehörige beizuziehen; auch deren Interesse nach einer schnellen und klaren Entscheidungsfindung (der ja eine hohe Angehörigenbelastung über schon längere Zeit vorausgehen kann) sollte angemessen berücksichtigt werden. Die sich aus dem Lebensumfeld des Patienten ergebenden aktuellen Verpflichtungen (z. B. Versorgung von Kindern oder Haustieren) müssen bei der Einweisung beachtet werden. Diesbezügliche Hilfsangebote helfen erfahrungsgemäß, die Situation wesentlich zu entspannen. Während der gesamten Prozedur gilt es, die Glaubwürdigkeit aller Beteiligten zu wahren. Allen Beteiligten sollten Fortbildungsmöglichkeiten für die Erfüllung ihrer situationsspezifischen Aufgaben angeboten werden.

8.2.3 Aufgaben des vor der Krankenhausaufnahme hinzugezogenen Arztes

Vor Kontaktaufnahme mit dem Patienten ist eine Fremdanamnese bei den bereits in die Situation einbezogenen Angehörigen, Helfern und/oder Behördenmitarbeitern zu erheben. Insbesondere sollten bereits vorhandene Informationen, z. B. über krankheitsbedingte Fehlhandlungen, die vom Patienten auch als peinlich erlebt werden können, bereits ermittelt sein, für die ärztliche Beurteilung zur Verfügung stehen und nicht noch aus Patienten „herausgefragt" werden. Dabei kann sich als problematisch erweisen, dass Informanten nicht genannt sein wollen und eine ausführliche Exploration des Patienten dann unumgänglich ist. Auch in diesen Situationen gilt das Gebot der begrenzten zeitlichen Beanspruchung.

Vitalfunktionen müssen beurteilt und allgemeinärztliche Notfallmaßnahmen gegebenenfalls veranlasst werden. Eine Exploration des Patienten ist wenn irgend möglich und verantwortbar unter vier Augen vorzunehmen. Eventuell kann eine Vertrauensperson des Patienten hinzugezogen werden. Die Durchführung einer ausführlicheren körperlichen Untersuchung ist dann zu unterlassen, wenn dadurch eine Eskalation der Situation zu befürchten ist. Generell sind die Betonung der Arztrolle bzw. ärztliche Handlungen an die jeweilige Situation anzupassen. Oberstes Gebot in der Situation sind die Sicherheit und die Abwehr einer weiteren gesundheitlichen Gefährdung des Patienten, aber auch der beteiligten Mitarbeiter.

Auf eine Deeskalation der Situation ist unbedingt zu achten. Ein besonderer Schwerpunkt liegt auf der Situationsgestaltung und diesbezüglich klaren Handlungsanweisungen des Arztes, dem in dieser Situation die Verantwortung für das Wohl des Patienten zukommt. Hierunter wird z. B. verstanden, dass beim Zusammenpacken von persönlichen Dingen, die in die Klinik mitgenommen werden sollen oder bei der Exploration und körperlichen Untersuchung des Patienten so wenige Personen wie möglich beteiligt sind, dass rasche und klare Handlungsanweisungen z. B. betreffend die Gabe einer Medikation (vom Notarzt und nicht vom Amtsarzt, der allerdings fachbezogene Empfehlungen geben kann und ggf. sollte) gegeben werden, dass – je nach Erfordernis – eine klare Be- oder Entschleunigung der Situation vorgenommen wird, dass Angehörige/Nahestehende oder in aktuelle Konflikte involvierte Personen mit einbezogen oder auch aus der Situation distanziert werden.

Alternativen zur Klinikeinweisung sind zwingend zu prüfen. Die Krankenhausaufnahme ist so sorgfältig als in der Situation möglich vorzubereiten (Beispiele: Kleidung, Patientenverfügung, Information an Angehörige etc.). Ein ärztliches Zeugnis ist entsprechend den Richtlinien des jeweils vorgegebenen Formulars detailliert und in deskriptivem Duktus zu erstellen.

Informationen aus der Situation vor Krankenhausaufnahme müssen an die weiterbetreuenden Einrichtungen, insbesondere an die weiterbetreuende Klinik, weitergegeben werden. Wenn möglich ist der Patient dort telefonisch vorab anzumelden. Transportanordnungen (Fixierung, Medikation, Instruktion des eventuell hinzugezogenen Notarztes etc.) sind zu treffen, wenn möglich ist der Transport zu begleiten. Oberste Handlungsmaxime ist es hierbei, die Würde des Patienten nicht zu beschädigen. Fachliche Standards, die sich auf Indikation und Durchführung weiterer Zwangsmaßnahmen beziehen, sind – so sie etabliert sind – unbedingt zu berücksichtigen. Als problematisch erweist sich, dass der Wunsch nach Transportbegleitung durch Angehörige versicherungsrechtlich nicht geregelt ist. Eine persönliche Übergabe des transportbegleitenden Arztes an den für den Patienten zuständigen Aufnahmearzt der Klinik ist höchst wünschenswert.

8.2.4 Aufgaben von Polizei/Ordnungsamt

Die Gefahrbeurteilung vor Ort und deren Abwehr sollte mit den am wenigsten einschneidenden Mitteln erfolgen. Die Entscheidung über die zu treffenden Maßnahmen sollte sich an der Faktenlage orientieren. Die Spezifika der angetroffenen Situation und der getroffenen Maßnahmen sind schriftlich zu dokumentieren. Diese Informationen sind den vorgegebenen Stellen, inklusive dem aufnehmenden Krankenhaus, zuzuleiten. Die Transportdurchführung hat mit den am wenigsten einschneidenden Mitteln und ggf. gemäß ärztlichen Empfehlungen zu erfolgen.

Polizeivollzugsbeamte werden in alleiniger originärer Zuständigkeit gemäß den hierfür geltenden gesetzlichen Bestimmungen tätig. Dabei obliegt den Polizeibeamten die Feststellung von Tatsachen, Sachbeweisen oder Verhaltensweisen, aus denen sich die unmittelbare Gefahr ergibt; zudem ist die Feststellung vorzunehmen, dass die zwangsweise Vorführung die einzige Möglichkeit ist, um die unmittelbare Gefahr zu beseitigen. Die Vorführung ist eine freiheitsbeschränkende Maßnahme. Die Entscheidung liegt allein beim Polizeibeamten. Der Arzt hat beratende, aber keine entscheidende Funktion. Im Regelfall bedarf die Vorführung der Anwendung unmittelbaren Zwanges, dessen Anwendung gemäß Polizeigesetz dem Polizeivollzugsdienst obliegt. Um eine ausreichende Gefahrenabschätzung in der Übergabe-Situation (polizeiliche Zuführung des Patienten auf die Aufnahmestation) zu ermöglichen, wäre ein Verbleiben der Beamten in der Situation wünschenswert, bis diese Abschätzung (durch den Klinikarzt) erfolgt ist. Bei einigen Patienten ist die Polizei nur in der Wohnung des Patienten zugegen und erscheint nicht mit auf der Station des Krankenhauses. In diesen Fällen kann es vorkommen, dass auch kein polizeiliches Aktenzeichen auf dem Notarztprotokoll vermerkt ist. In diesen unklaren Fällen ist es in besonderer Weise geboten, dass unverzüglich durch den Arzt geklärt wird, ob eine psychiatrische Erkrankung vorliegt und ob der Patient freiwillig in der Klinik verbleibt oder ob die Voraussetzungen einer Unterbringung vorliegen.

8.2.5 Aufgaben des Klinikpersonals in der Aufnahmesituation

In der Klinik ist eine „Kultur des Empfangs" zu etablieren. Schon zu Beginn der Aufnahme sind deeskalierende Maßnahmen unter Einbeziehung des Pflegepersonals von großer Bedeutung. Eine Übergabe, ebenfalls unter Beteiligung des Pflegepersonals, ist von den bisher in den Prozess involvierten Personen bzw. Instanzen entgegenzunehmen. Ggf. muss der Klinikarzt auf einer formellen Übergabe bestehen bzw. eine solche Übergabesituation herbeiführen oder gestalten.

Eine Durchsuchung auf Waffen, sonstige gefährliche Gegenstände, Drogen und mitgebrachte Medikamente ist zwingend erforderlich. Eine sofortige und komplette, möglichst auch körperliche Eingangsuntersuchung ist unabdingbar und dient vor allem der Prüfung der Unterbringungsvoraussetzungen.

Angehörige sind möglichst frühzeitig in den Aufnahmeprozess einzubeziehen. Dies kann sowohl ihrer emotionalen Entlastung als auch der Erhebung einer Fremdanamnese dienen. Für die Aufnahmesituation und erste Betreuungsmaßnahmen erforderliche Informationen sind an Pflegepersonal und im PsychKG bzw. UG vorgeschriebene Stellen weiterzureichen. Behandlungsplan und Rechtsgrundlage (zumindest für 24 Stunden) müssen dem Patienten erläutert werden. Dabei sind bestehende und zur Kenntnis gebrachte Behandlungsvereinbarungen zu beachten (s. Kap. 6.5). Anordnungen zum Schutz des Patienten und anderer Patienten sind zu treffen (inklusive der Häufigkeit von Kontrollen durch das Personal). Zwangsmaßnahmen sind, so erforderlich, persönlich anzuordnen, zu supervidieren und zu dokumentieren. Ggf. ist ärztliche Mithilfe bei der Durchführung erforderlich. Eine genaue Dokumentation der Aufnahmesituation und der dabei durchgeführten Maßnahmen (v.a. auch von weiteren Zwangsmaßnahmen) ist unerlässlich.

In den Gerichtsanhörungen, zu denen der Arzt hinzugezogen werden sollte, sind die medizinischen Sachverhalte sachlich-neutral, aber ausführlich und detailgenau zu schildern, was sich auch auf die Mitteilung konkreter Umstände und Ereignisse vor und nach der Aufnahme bezieht. Es muss dafür Sorge getragen werden, dass Interessensvertreter des Patienten (Verfahrenspfleger, Patientenfürsprecher, Patientenanwälte) auf Wunsch Gelegenheit haben, an der Anhörung teilzunehmen.

8.2.6 Anforderungen an die richterliche Verfahrensgestaltung

Auch wenn davon ausgegangen wird, dass alle in § 70 ff FGG gemachten Ausführungen in der Gestaltung der Situation berücksichtigt werden, sollen folgende Punkte gesondert hervorgehoben werden:

Die Anhörung des Betroffenen sollte diesem selbst sowie allen an der Anhörung sonst Beteiligten mit ausreichendem zeitlichem Vorlauf (und am besten schriftlich) angekündigt werden. Der betroffene Patient sollte eine

Vertrauensperson/einen Angehörigen zu der Anhörung beiziehen können. Vor einer Anhörung sollte sich der Richter bei dem aktuell betreuenden Arzt nach dem Befinden des anzuhörenden Patienten erkundigen.

Das mündliche ärztliche Gutachten sollte nicht unter Ausschluss der Betroffenen abgegeben werden. Patienten sollten vom Richter eine genaue und verständlich mitgeteilte Begründung der Unterbringungsentscheidung erhalten. Auf der Klinikstation sollte diese Anhörung in einem abschließbaren (oder gesondert für diese Zwecke bereitgestellten) Raum durchgeführt werden. Als wünschenswert wird eine entsprechende psychiatrische Fortbildung des verfahrensführenden Richters angesehen.

Empfehlungsgrad C

Bislang gibt es *keine* wissenschaftlichen Belege dafür, dass die beschriebenen Maßnahmen und Verhaltensweisen sich auf einzelnen patientenbezogenen Outcome-Ebenen eines unfreiwilligen psychiatrischen Klinikaufenthaltes niederschlagen oder die Häufigkeit solcher Aufenthalte minimieren. Aktuell besteht in der Literatur Konsens darüber, dass nur komplexe Maßnahmenbündel, die von gesundheitspolitischen Vorgaben über Trainingsmaßnahmen für Personal und ausführliche Dokumentation bis hin zu kontinuierlicher Evaluation und Feedback von bzw. über solche komplexe Prozesse reichen, geeignet sind, solche Effekte zu erzielen.

Good Clinical Practice

Angesichts der letzten Feststellung und in Berücksichtigung der komplexen Abläufe im Rahmen einer Zwangseinweisung scheint es unmöglich, einzelne Aspekte des vorstehenden Textes als good clinical practice nochmals zusammenfassend hervorzuheben. Insofern sei nachdrücklich darauf hingewiesen, dass keiner der vorstehenden Gesichtspunkte im Sinne von good clinical practice verzichtbar ist.

8.3 | Deeskalationsmaßnahmen in aggressiven Krisensituationen

Die Deeskalation potenzieller aggressiver Situationen durch Mitarbeiter psychiatrischer Einrichtungen gehört zu den bisher am wenigsten untersuchten und auch am wenigsten konzipierten Bereiche für die vorliegende Thematik. Eine kürzlich erstellte Übersichtsarbeit über Deeskalationstechniken (Richter 2006) ergab nur sehr wenige Arbeiten, die sich direkt auf die Deeskalation in der psychiatrischen Versorgung bezogen (Alpert u. Spillmann 1997, Johnson u. Morrison 1993, Leadbetter u. Paterson 1995, Maier 1996, Paterson u. Turnbull 1999, Stevenson 1991). Dies ist umso bedauerlicher, als die Deeskalation im Grunde zum alltäglichen Handwerksrepertoire von Mitarbeitern aller Berufsgruppen in psychiatrischen Einrichtungen zählt. Unbewusst werden Deeskalationstechniken im täglichen Umgang angewendet, allerdings sind diese eben nicht explizit bekannt und können daher auch nicht entwickelt oder gar evaluiert werden.

Im Abschnitt über Trainingsmaßnahmen für Mitarbeiter wurde bereits darauf hingewiesen, dass in den meisten psychiatrischen Einrichtungen systematische Deeskalationstechniken – wenn überhaupt – erst nach dem Erlernen körperlicher Interventionen bzw. nach dem Training von Abwehrtechniken zum Einsatz kamen. Angesichts der den meisten aggressiven Situationen zugrunde liegenden Eskalationstendenzen wird somit ein Teil der möglichen Bewältigungsstrategien nicht adäquat ausgenutzt oder gar komplett vernachlässigt. Selbstredend wird damit auch ein erhebliches Präventionspotenzial verschenkt.

Die nachfolgende Beschreibung von Deeskalationstechniken umfasst konkrete Interventionen und Grundregeln, bezieht sich somit auf die Deeskalation im engeren Sinne. Es versteht sich von selbst, dass neben den hier beschriebenen Interventionen eine Reihe von weiteren Faktoren zur Eskalation oder Deeskalation aggressiver Situationen beitragen können, angefangen von der Architektur einer Einrichtung und einer Station, über milieutherapeutische Aspekte, die auf die Stationsatmosphäre zielen (Duxbury et al. 2006), bis hin zur allgemeinen Haltung, die das Mitarbeiter-Team den Patienten entgegenbringt (Morrison 1992, Morrison u. Love 2003).

▌ Grundregeln der Deeskalation

Das Ziel der Deeskalation in psychiatrischen Einrichtungen ist die Vermeidung aggressiver Auseinandersetzungen zwischen Mitarbeitern und Patienten. Zentrales Medium zur Reduktion aggressiver Spannungen ist dabei das Verhalten der Mitarbeiter. Dies bedeutet jedoch nicht, dass Mitarbeiter entstehende Aggressionen aktiv befördern, die meisten Situationen entstehen dennoch unter erheblichem subjektivem Stress und Druck. Eine der relevanten Interventionen besteht daher im Stressmanagement der Mitarbeiter. Beschäftigte in psychiatrischen Einrichtungen sollten lernen, den eigenen Stress und den eigenen Ärger in den Griff zu bekommen. Nach Hücker (1997) sind dabei folgende Aspekte relevant:
▌ Umgang mit eigenen Emotionen (die Entwicklung emotionaler Stabilität, z. B. die Vermeidung negativer Einstellungen gegenüber Patienten),
▌ Rollendistanz (die Reflexion und ggf. Modifikation von Normen und Anforderungen, die mit dem Beruf behaftet sind, z. B. rigide Hygienevorschriften),
▌ Empathie/Perspektivenwechsel (das Einfühlen in die andere Seite, die andere Sichtweise nachvollziehen können),
▌ Ambiguitäts-Toleranz (die Fähigkeit, in Konfliktsituationen andere Positionen auszuhalten zu können).

Ein weiterer Punkt ist der Umgang mit dem eigenen Ärger, der im Rahmen von emotional engagierten Situationen entstehen kann. Selbst-Instruktionen können ein Weg sein, diesen Ärger zu regulieren, beispielsweise: „Die-

ser Patient ärgert mich, aber ich bleibe ruhig und bin in der Lage, die
Situation zu bewältigen" (Nay 2004).

Angesichts der vielfältigen und z. T. sehr unterschiedlichen Settings psychiatrischer Behandlungen können an dieser Stelle nur einige wenige grobe
Hinweise zu konkreten Interventionstechniken gegeben werden. Für die Deeskalation ist es hingegen wichtig, bestimmte Grundregeln zu kennen und
zu beachten. Folgende basale Regeln haben sich als sinnvoll herausgestellt,
wobei festzuhalten ist, dass diese Empfehlungen nicht ausreichend empirisch gesichert sind, sondern lediglich im Sinne einer guten klinischen Praxis zu verstehen sind:

▍ Deeskalation soll durch eine Haltung vermittelt werden, die Empathie,
Sorge, Respekt, Ernsthaftigkeit und Fairness signalisiert.

▍ Deeskalation sollte durch eine adäquate Risikoabschätzung begleitet werden; einige Situation lassen sich nicht deeskalieren, sondern können nur
durch die Anwendung physischer Mittel bewältigt werden.

▍ Risikoeinschätzungen und Interventionen sollten möglichst mit weiteren
Mitarbeiterinnen und Mitarbeitern abgesprochen werden.

▍ Deeskalation hat das Ziel, die Situation zu kontrollieren, aber nicht die
Patientin oder den Patienten zu kontrollieren.

▍ Deeskalation ist am erfolgversprechendsten, wenn sie als frühe Intervention erfolgt. Je weiter die Eskalation vorangeschritten ist, desto geringer
sind die Chancen.

▍ ein zentrales Mittel der Deeskalation ist der Zeitgewinn bei Entscheidungen und Reaktionen.

▍ deeskalierende Maßnahmen sollten mit dem notwendigen Selbstvertrau-
en und der entsprechenden Sicherheit vorgenommen werden, ohne jedoch provozierend zu wirken.

▍ Verbale und non-verbale Interventionen

Die eskalierende bzw. deeskalierende Wirkung der Mitarbeiter in gespann-
ten Situationen wird durch eine Reihe von Faktoren bestimmt. Die nonverbale Kommunikation ist dabei mindestens genauso wichtig wie explizite
verbale Interventionen (Ekman 1993). Nonverbale Kommunikation wird im
Wesentlichen über die Mimik und Gestik ausgedrückt. Die Körperhaltung,
einschließlich des Kopfes, spielt dabei eine große Rolle. Beispielsweise
haben gesenkte Arme und offene Handflächen generell eine eher positive
Ausstrahlung als der erhobene Arm. Obgleich nicht empfohlen wird, Mimik und Gestik unter allen Umständen zu kontrollieren, können entsprechende Trainingsmaßnahmen mit begleitender Videotechnik durchaus hilfreich sein.

Verbale Deeskalationstechniken haben ebenfalls zum Ziel, die emotionale
Anspannung aus der Situation zu nehmen. In diesem Zusammenhang spielen die Lautstärke sowie die Tonhöhe eine nicht zu unterschätzende Rolle;
beides wird – wie auch Mimik und Gestik – eher unbewusst gesteuert. Der
bewussten Kontrolle eher zugänglich sind konkrete Äußerungen. Dabei
geht es um eine Kommunikation, die das Selbstwertgefühl und das Vertrau-

en der anderen Person eher befördert, indem signalisiert wird, dass die emotionale Botschaft und die dadurch mitgeteilte Sorge oder Befürchtung ernst genommen und möglicherweise geteilt wird, indem etwa

∎ auf die emotionale Botschaft adäquat reagiert wird,
∎ die Mitteilung der anderen Person paraphrasiert wird,
∎ ein eindeutiges Interesse an der Sichtweise der anderen Person signalisiert wird.

Eine bekannte und probate Methode der Kommunikation ist die Nutzung von sog. ‚Ich-Botschaften'. Hierbei wird die eigene subjektive Perspektive verdeutlicht, ohne dass die Aussagen zu stark oder gar apodiktisch werden (Bsp.: „Ich erlebe das so ..." und nicht: „Das ist so!"). Weiterhin wird die Nutzung offener Fragen empfohlen, die zum Nachdenken veranlassen und die andere Seite mit in die Entscheidungsfindung einbeziehen können.

Schließlich kann ein erheblicher Deeskalations-Effekt durch die Vermeidung sog. ‚Kommunikations-Killer' erzielt werden. Damit sind Äußerungen gemeint, die eine erwartbare und eskalierende Reaktion der anderen Seite hervorrufen können, beispielsweise die Moralisierung, die Zurechtweisung, die Verniedlichung, die Verunglimpfung oder die Beschuldigung. Wie deutlich geworden sein sollte, wirkt Deeskalation oftmals durch die bewusste Unterlassung eskalierender Kommunikation.

Good Clinical Practice

Deeskalationstechniken sollten allen Mitarbeitern psychiatrischer Einrichtungen bekannt sein und sollten darüber hinaus im Rahmen von Aggressionsmanagement-Trainings geschult und eingeübt werden.

8.4 | Pharmakologische Interventionen

8.4.1 Indikation

Aggressives Verhalten stellt per se noch keine Indikation für eine pharmakologische Behandlung dar. Die Indikation für eine Behandlung ergibt sich grundsätzlich erst aus einem kausalen Zusammenhang mit einer psychischen Störung. Derartiges aggressives Verhalten geht nahezu immer mit einem *psychomotorischen Erregungszustand* einher. Vorrangiges Ziel jeder pharmakologischen Intervention ist daher eine schnelle Sedierung („rapid tranquilisation"), welche in der Regel von einem Abklingen der krankhaft aggressiven Verhaltensäußerungen begleitet ist. Akute aggressive Erregungszustände im Rahmen einer psychiatrischen Erkrankung stellen einen psychiatrischen Notfall dar. Eine Behandlung ist umgehend erforderlich, nicht immer gelingt vorher eine ausreichend sichere Diagnosestellung. Die Indikationsstellung zur Pharmakotherapie muss daher oft auf syndromaler

Ebene gestellt werden und gegen das Risiko abgewogen werden, mögliche diagnostisch wegweisende Symptome zu verschleiern.

Für eine mit der Intention der Sedierung durchgeführte Pharmakotherapie bei pathologisch aggressivem Verhalten ist es im Hinblick auf die angestrebte Wirkung von großer Bedeutung, ob das Einverständnis des Patienten gewonnen werden kann oder ob er eine Pharmakotherapie ablehnt. Insofern ist einer (dann meist oralen) Medikation im Einverständnis mit dem Patienten grundsätzlich der Vorzug zu geben, wobei Kompromisse hinsichtlich Substanzwahl und Dosierung bei erfahrenen Patienten im Rahmen des Vertretbaren angestrebt werden sollten.

Lehnt der Patient im Erregungszustand eine pharmakologische Behandlung ab, ist unter Abwägung medizinischer, rechtlicher (siehe Kapitel 8.1.2) und ethischer (siehe Kapitel 8.1.1) Aspekte sorgfältig zu prüfen, ob eine Zwangsbehandlung notwendig und vertretbar ist. Bekanntermaßen lehnt ein Teil der betroffenen Patienten eine Zwangsbehandlung auch im Nachhinein entschieden ab und empfindet sie als demütigend und vermeidbar (Übersicht in Steinert u. Kallert 2006). Die angestrebten und die potenziell unerwünschten Wirkungen einer solchen Behandlung müssen im Einzelfall gegen die Gefahren und Schädigungen, die bei nicht erfolgender Behandlung drohen würden (z. B. auch unverhältnismäßig lange Fixierung) abgewogen werden.

Good Clinical Practice

Eine medikamentöse Zwangsbehandlung darf nur auf klarer rechtlicher Grundlage erfolgen. Eine auf den Einzelfall bezogene Abwägung von Nutzen und potenziellem Schaden ist erforderlich. Die Äußerungen von Patienten, z. B. in Behandlungsvereinbarungen (siehe Kapitel 6.5), ggf. auch von Angehörigen, sollten soweit als möglich berücksichtigt werden. Auch bei notwendiger Zwangsbehandlung sollten dem Patienten verbleibende Entscheidungsmöglichkeiten mit Alternativen angeboten werden, z. B. hinsichtlich Substanzwahl und Applikationsart. Die Wahl der Applikationsform (oral vs. intramuskulär vs. intravenös) soll nicht nur medizinische, sondern auch ethische Aspekte berücksichtigen. Entkleiden unter Zwang sollte dabei nach Möglichkeit vermieden werden. Die Bemühungen der psychiatrisch Tätigen sollten dahin gehen, die Würde des Patienten in derartigen Situationen in größtmöglichem Ausmaß zu wahren.

Grundsätzlich anders stellt sich die Indikationsstellung bei wiederkehrendem aggressivem Verhalten vor dem Hintergrund einer psychischen Erkrankung dar. In diesen Fällen sind Diagnose und Risikosituationen in der Regel gut bekannt und es handelt sich um die Entscheidung der Einleitung einer Langzeittherapie. Dabei sind ethische Aspekte sorgfältig abzuwägen. Die Einleitung und Aufrechterhaltung der Therapie bedarf hier in besonderem Maße der Zustimmung und Mitwirkung („informed consent") des Betroffenen, evt. seines gesetzlichen Betreuers und ggf. auch des persönliches Umfeldes.

Bei Demenzkranken kann aggressives Verhalten in erheblichem Maße die Pflege erschweren und auch für die Pflegenden, z. B. selbst betagte Partner, zum Risiko werden. Wenn andere Interventionen die Situation nicht entspannen können, kann eine pharmakologische Behandlung geboten sein. Eine psychopharmakologische Behandlung aggressiven Verhaltens bei Demenzpatienten ist jedoch nahezu regelmäßig von Nebenwirkungen begleitet, die die kognitive, motorische oder gesundheitliche Situation verschlechtern. Insofern ist hier eine besonders sorgfältige Nutzen-Risiko-Abwägung geboten. Eine Behandlung sollte möglichst kurz und in möglichst niedrigen Dosierungen erfolgen.

8.4.2 Behandlung des aggressiven Erregungszustandes: Substanzwahl

Die Behandlung des akuten aggressiven Erregungszustandes beinhaltet zahlreiche situative und Beziehungsaspekte, die Einfluss auf Substanzwahl und Dosierung haben sollten. Die nachfolgend dargestellte verfügbare Evidenz bezüglich verschiedener Substanzen und Kombinationen von Medikamenten erfährt eine wesentliche Einschränkung dadurch, dass die aus Studien ableitbaren Aussagen sich stets auf Patienten beziehen, die den Einschlusskriterien der Studien entsprachen. Im Gegensatz zu Studienpopulationen sind gerade in Notfällen mit aggressiven Erregungszuständen häufig z. B. die Bedingungen einer informierten Zustimmung zur Behandlung nicht gegeben und nicht erreichbar. Auch Intoxikationen und nur zu vermutende Begleitintoxikationen mit unbekannten Substanzen stellen einen regelmäßigen Ausschlussgrund für Studien dar, sind in der Praxis aber häufig anzutreffen. Daraus resultieren für derartige Fälle abweichende Empfehlungen, die sich nur auf klinische Erfahrungen stützen können.

Die verfügbare Evidenz aus klinischen Studien bezieht sich auf diejenigen Substanzen, die in parenteraler Form verfügbar und in psychiatrischer Behandlung gebräuchlich sind (Haloperidol, Zuclopenthixol, Ziprasidon, Olanzapin, Lorazepam, Midazolam, Promethazin). Einige ältere kontrollierte Studien beziehen sich auf Substanzen, die in Deutschland nicht zugelassen sind (Loxapin, Clotiapin, Droperidol). Bezüglich der Wirksamkeit einer oralen Medikation aus den genannten Substanzgruppen (Antipsychotika oder Benzodiazepine) bei akuten aggressiven Erregungszuständen liegen kaum kontrollierte Studien vor. Nach klinischer Erfahrung können alle Medikamente aus den genannten Substanzgruppen unter entsprechenden psychologischen Rahmenbedingungen bei Akzeptanz durch den Patienten eine sehr rasche, nicht allein pharmakologisch erklärbare Wirksamkeit entwickeln.

Einige weitere Substanzen (z. B. Benperidol, Chlorprothixen, Levomepromazin, Diazepam) sind in parenteraler Zubereitung verfügbar und gelten auch als geeignet für die Behandlung akuter aggressiver Erregungszustände. Eine Evidenz aus randomisierten kontrollierten klinischen Studien in dieser Indikation liegt jedoch nicht vor.

Die nachfolgend dargestellten Empfehlungen basieren auf randomisierten kontrollierten Studien (RCTs) ganz überwiegend an Patienten mit psychotischen Störungen. Bezüglich der Akutbehandlung von Erregungszuständen bei anderen psychischen Störungen ist die Evidenz gering und beruht im Wesentlichen auf klinischer Erfahrung. Die Evidenz bezüglich der Behandlung demenzieller Störungen wird gesondert dargestellt.

❚ Haloperidol

Haloperidol wurde in vier RCTs mit Lorazepam verglichen (Foster et al. 1999, Bienek et al. 1998, Battaglia et al. 1997, Garza-Trevino et al. 1989), in zwei RCTs mit Olanzapin (Wright et al. 2001, Brier et al. 2002), in einem RCT mit Flunitrazepam (Dorevitch et al. 1999), in einem RCT mit Midazolam (Wyant et al. 1990), in einem RCT mit Ziprasidon (Citrome et al. 2006) sowie in der Kombination mit Promethazin in zwei RCTs mit Midazolam und Lorazepam (Trec et al. 2003, Alexander et al. 2004). Wirksamkeit und Verträglichkeit sind gut gesichert. In keiner Studie war Haloperidol signifikant unterlegen. Die Kombination von 5–10 mg Haloperidol und 25–50 mg Promethazin wurde in einem Cochrane Review als schnell wirksam und sicher bei sehr guter Evidenzlage beurteilt (Huf et al. 2006).

❚ Lorazepam

Lorazepam wurde in vier RCTs mit Haloperidol verglichen (Garza-Tervino et al. 1989, Battalgia et al. 1992, Bienek et al. 1998, Foster et al. 1999), in zwei Studien mit Olanzapin (Belgamar u. Fenton 2006) sowie in einem RCT mit der Kombination Haloperidol und Promethazin (Alexander et al. 2004). Dabei zeigten sich jeweils keine signifikanten Unterschiede der Wirksamkeit gegenüber den Vergleichssubstanzen. Kombinationen (Lorazepam + Haloperidol, Promethazin + Haloperidol) zeigten eine schnellere Wirksamkeit, wobei aber unklar bleibt, ob eine entsprechend höhere Dosis einer einzelnen Substanz denselben Effekt erzielt hätte. Ein Cochrane Review (Gilles et al. 2005) gelangte zu der zurückhaltenden Schlussfolgerung, dass die Datenbasis hinsichtlich einer Empfehlung zwischen Benzodiazepinen, Antipsychotika oder einer Kombination beider Substanzgruppen nicht ausreichend sei. Kliniker vertreten überwiegend die Ansicht, dass eine Monotherapie mit einem Benzodiazepin bei aggressiven Erregungszuständen adäquat sei, falls keine psychotische Erkrankung vorliegt. In letzterem Fall wird eine Kombination mit einem Antipsychotikum bevorzugt (Allen u. Currier 2004).

❚ Flunitrazepam

Flunitrazepam wurde in einem RCT mit Haloperidol verglichen (Dorevitch et al. 1999). Es ergaben sich keine eindeutigen Unterschiede im Hinblick auf Sicherheit und Wirksamkeit.

▌ Midazolam

Midazolam wurde in einem RCT (Wyant et al. 1990) mit Haloperidol und in einem neueren RCT mit der Kombination Haloperidol und Promethazin verglichen (Trec et al. 2003). Midazolam zeigte einen rascheren Wirkungseintritt als Haloperidol und die Kombination und war in einer Metaanalyse (Huf et al. 2006) auch schneller wirksam als Lorazepam, jedoch ergaben sich auch Hinweise auf ein höheres Risiko einer Atemdepression. In Deutschland ist Midazolam für psychiatrische Indikationen nicht zugelassen.

▌ Ziprasidon

Nach drei 2000 und 2001 publizierten Zulassungsstudien, die vom Hersteller finanziert worden waren, hatte sich die britische NICE-Leitlinie 2005 (National Institute of Clinical Excellence 2005) gegenüber dieser Substanz wegen noch unsicherer Datenlage zurückhaltend geäußert. Inzwischen wurde eine Studie publiziert (Citrome et al. 2006), die eine mit Haloperidol vergleichbare Wirksamkeit und bezüglich des Symptoms „Feindseligkeit" eine signifikant überlegene Wirksamkeit zeigte. In einer naturalistischen Studie wurde auch gute Wirksamkeit bei aggressivem Verhalten bei Borderline-Persönlichkeitsstörungen beschrieben (Pascoal et al. 2006).

▌ Olanzapin

Ein Cochrane-Review (Belgamwar u. Fenton 2006) bewertete die Ergebnisse von vier RCTs gegenüber Placebo, zwei gegenüber Haloperidol und zwei gegenüber Lorazepam. Die Wirksamkeit war vergleichbar mit Haloperidol, extrapyramidale Nebenwirkungen traten seltener auf. Auch mit Lorazepam war die Wirksamkeit im Wesentlichen vergleichbar, jedoch wurden bei Olanzapin weniger zusätzliche Injektionen nötig. Behandlungs-bezogene Nebenwirkungen waren seltener als bei Lorazepam. Die Wirksamkeit der oralen „Velotab"-Präparation in dieser Indikation wurde bisher in kontrollierten Studien nicht untersucht. Neben diesen vom Hersteller finanzierten Studien kam eine offene naturalistische Studie (San et al. 2006) zu einer vergleichbaren Einschätzung von Wirksamkeit und Nebenwirkungen. Anlass zur Sorge gab die Beobachtung von acht Todesfällen in Kombination mit Benzodiazepinen (Battaglia 2005), die auf die Notwendigkeit intensiver Überwachung hinweist.

▌ Zuclopenthixolacetat

Abweichend von den anderen genannten Substanzen handelt es sich bei Zuclopenthixolacetat um ein Depotpräparat mit mehrtägiger Wirkung. Ein Cochrane-Review von Gibson et al. (2004) bewertete sechs RCTs aus Phase III – Zulassungsstudien gegenüber Placebo oder Haloperidol. Folgeinjektionen in den kommenden sieben Tagen waren signifikant seltener als unter Haloperidol. Ansonsten wurden, bei gleichzeitiger Kritik an der als schwach eingeschätzten Studienlage, keine robusten Unterschiede in Wirksamkeit und Nebenwirkungen gegenüber Haloperidol gefunden.

▋ Risperidon

Ein RCT konnte für die orale Gabe von Risperidon 2 mg in Kombination mit Lorazepam 2 mg gegenüber der intramuskulären Applikation von Haloperidol 5 mg in Kombination mit Lorazepam 2 mg eine vergleichbare Wirksamkeit und Verträglichkeit nachweisen (Currier et al. 2004).

▋ Dosierung

Eine Übersicht über Dosierungsempfehlungen der Hersteller gibt die Tabelle 8.1. Die Angaben in der Tabelle beziehen sich nur auf Erwachsene. Die Dosierung, Darreichungsform und Dauer der Anwendung müssen an die individuelle Reaktionslage, die Indikation, die Schwere der Krankheit und den individuellen Verlauf angepasst werden. Je nach Körperzustand des Patienten und dem Verabreichungsmodus (z. B. Injektionsgeschwindigkeit, verabreichte Menge) kann der Eintritt der Sedierung individuell unterschiedlich erfolgen. Wenn erforderlich, können weitere Dosen individuell nach Bedarf gegeben werden. V. a. bei der Maximaldosierung ist die zuvor gegebene Medikation und, im Falle einer Kombinationstherapie, die Begleitmedikation zu berücksichtigen. Es wird angeraten, jedes Medikament in einer getrennten Spritze zu applizieren. Die intramuskuläre Anwendung erfolgt tief i.m. Bei Behandlung mit Antikoagulanzien darf nicht intramuskulär injiziert werden. Intraarterielle Injektionen sind zu vermeiden (Nekrosen).

Empfehlungsgrad A

Haloperidol, Lorazepam, Flunitrazepam, Midazolam, Olanzapin, Ziprasidon und Zuclopenthixolacetat sind bei parenteraler Verabreichung wirksam in der Behandlung akuter aggressiver Erregungszustände.

Empfehlungsgrad C

Es ist nicht gesichert, ob mit einer Kombination von Haloperidol mit Promethazin oder Lorazepam eine schnellere Wirkung erzielt werden kann als mit entsprechend höher dosierten Einzelsubstanzen. Andere Kombinationen wurden nicht systematisch untersucht. Auf Grund klinischer Erfahrung wird bei psychotischen Erregungszuständen die alleinige Verordnung eines Benzodiazepins ohne zusätzliche Verordnung eines Antipsychotikums nicht empfohlen.

In Studien wurden vorwiegend intramuskuläre Applikationsformen untersucht. Es gibt jedoch keine Evidenz, die bei Einhaltung der notwendigen Sicherheitsanforderungen und Zubereitungshinweise gegen eine intravenöse Applikationsform der hierfür zugelassenen Substanzen spricht.

Tabelle 8.1. Dosierungsempfehlungen von parenteral applizierbaren Medikamenten zur Behandlung von Erregungszuständen

Präparat	Dosierungsempfehlung bei Psychosen	Dosierungsempfehlung bei Demenz	Wiederholung	Dauer	Maximal-dosierung
▪ Haloperidol Injektionslösung	initial 5–10 mg i.v. oder i.m.	initial 0,5–1,5 mg, max. 5 mg/d	keine Angaben	keine Angaben	60 mg/d
▪ Zuclopenthixolacetat Injektionslösung	50–150 mg i.m.	keine Angaben	1–2-mal nach 2–3 Tagen	s. Wiederholung	s. Wiederholung
▪ Olanzapin Pulver zur Herstellung einer Injektionslösung	initial 10 mg oder niedriger i.m.	initial 2,5–5 mg, 2,5–5 mg nach 2 Stunden, max. 3 Inj/d, max. 20 mg/d[a]	5–10 mg nach 2 Stunden, max. 3 Inj./d	bis zu 3 Tage	20 mg/d[a]
▪ Ziprasidon Pulver zur Herstellung einer Injektionslösung	initial 10(–20) mg i.m.	i.m.-Anwendung bei diesen Patienten nicht empfohlen	10 mg alle 2 Stunden[b]	bis zu 3 Tage	40 mg/d
▪ Promethazin Injektionslösung	initial 25 mg (langsam, max. 25 mg/min) i.m. oder i.v.	keine Angaben	Wiederholung nach 2 Stunden, wenn weiterhin keine Wirkung 50–100 mg/d	wenige Tage	200 mg/d
▪ Midazolam Injektionslösung[c]	initial 0,03–0,3 mg/kg in Schritten von 1–2,5 mg über je 20–30 Sek. im Abstand von 2 Minuten i.v. (oder i.m.)	initial 0,5–1 mg, ggf. wiederholen, max. 3,5 mg	1 mg, i.v.-Erhaltungsdosis: 0,03–0,2 mg/kg/h	keine Angaben	3,5–7,5 mg/d
▪ Lorazepam Injektionslösung	initial 0,05 mg pro kg i.v. (oder i.m.)[d]	keine Angaben	falls notwendig, kann die gleiche Dosis nach 2 Stunden nochmals verabreicht werden	nur kurzfristige adjuvante Behandlung	keine Angaben
▪ Flunitrazepam Injektionslösung[c]	1–2 mg Flunitrazepam (entsprechend 0,015 bis 0,030 mg pro kg KG) langsam i.v., i.m. oder per infusionem	0,005 bis 0,01 mg pro kg KG, Injektion betont langsam nur unter stat. Bedingungen	Dosis so gering und Behandlungsdauer so kurz wie möglich	wenige Tage	Dosis so gering und die Behandlungsdauer so kurz wie möglich

[a] Einschließlich aller Olanzapin Darreichungsformen; [b] wenn initial 20 mg gegeben wurden, soll die nächste Dosis mit 10 mg erst nach 4 Stunden erfolgen, danach weiter mit 10 mg nach 2 Stunden; [c] keine psychiatrische Indikation angegeben; [d] Cave: i.v. nur verdünnt!

Good Clinical Practice

Obwohl kaum Studien zur Akutbehandlung aggressiver Erregungszustände mit oral eingenommener Medikation vorliegen, sollte eine solche bei gegebenem Einverständnis des Patienten bevorzugt werden. Dazu werden schnell resorbierbare Antipsychotika und Benzodiazepine empfohlen.

Bei aggressiven Erregungszuständen vor dem Hintergrund von Intoxikationen mit Alkohol, Mischintoxikationen, Intoxikation mit unbekannten Substanzen oder diagnostisch unklaren Zustandsbildern ist besondere Zurückhaltung gegenüber einer sedierenden Medikation und intensive Überwachung angezeigt. Vergleichsweise sicher ist bei zwingender Indikation einer pharmakologischen Intervention Haloperidol.

Nach aggressiven Erregungszuständen ist eine so engmaschige (d.h., in der Regel 1:1) Überwachung erforderlich, dass medizinische Komplikationen frühzeitig erkannt werden können. Patienten in dieser Situation sind sowohl durch den Erregungszustand selbst mit maximaler adrenerger Stimulation als auch durch Nebenwirkungen der verabreichten Medikation gefährdet. Besonders kritisch sind Herzrhythmusstörungen zu bewerten. Dies gilt für alle Patienten, insbesondere aber für ältere, nicht vormedizierte Patienten und in der Anflutungsphase. Als typische Nebenwirkungen muss ferner auf extrapyramidale Symptomatik (Frühdyskinesien) sowie bei allen sedierenden Substanzen auf Atemdepression und hypotone Kreislaufdysregulation geachtet werden. Biperiden zur Behandlung von Frühdyskinesien und Flumazenil zur Antagonisierung einer Benzodiazepinwirkung müssen mit der Möglichkeit einer intravenösen Applikation zur Verfügung stehen. Die Intensität der Überwachung, ggf. auch unter Einsatz von Monitor, Pulsoxymetrie u.a., orientiert sich an den medizinischen Erfordernissen und wird unterschiedlich gehandhabt.

8.4.3 Agitation und Aggression bei demenziellen Erkrankungen

Mit aggressivem Verhalten einhergehende Agitation ist eine häufige Komplikation insbesondere bei fortgeschrittener Demenz. Eine pharmakologische Behandlung kann erforderlich werden, um die notwendige Pflege zu ermöglichen, wenn andere Maßnahmen keinen Erfolg haben. Hierbei handelt es sich zumeist weniger um die Akutbehandlung eines einzelnen Erregungszustandes als um mittelfristig intendierte prophylaktische Behandlungen. In den letzten Jahren wurden diverse Placebo-kontrollierte randomisierte Studien mit verschiedenen Substanzen durchgeführt, wobei der Beobachtungszeitraum mehrheitlich 6 bis 8 Wochen betrug.

Schneider et al. (2006) bewertete 15 Placebo-kontrollierte Studien, in denen 16 Antipsychotika der zweiten Generation geprüft wurden (3 Aripiprazol, 5 Olanzapin, 3 Quetiapin, 5 Risperidon). Meta-analytisch erwiesen sich nur Aripiprazol und Risperidon als wirksam. Gehäufte Nebenwirkungen in Form von Somnolenz, Harnwegsinfekten, Inkontinenz, extrapyramidalen

Symptomen, Gangstörungen und kognitiver Verschlechterung wurden beobachtet. In einem Cochrane-Review (Ballard u. Waite 2006) bewerteten die Autoren den Nutzen von Antipsychotika der zweiten Generation für Aggression und Psychose bei Demenz. Sie fanden eine Wirksamkeit unter Risperidon und Olanzapin, jedoch auch häufigere zerebrovaskuläre Ereignisse und andere Nebenwirkungen, weshalb von einer Daueranwendung abgeraten wurde. In einem weiteren Cochrane-Review (Lonergan et al. 2007) wurde die Wirksamkeit von Haloperidol auf Agitation und Aggression bei Demenzkranken bewertet. Die Wirkung auf Aggression war besser als Placebo, nicht aber die Wirkung auf allgemeine Agitation. Risperidon erwies sich im direkten Vergleich gegenüber Haloperidol als wirksamer und war mit weniger extrapyramidalen Nebenwirkungen behaftet (Suh et al. 2004). Zwischen Olanzapin und Haloperidol fanden sich im direkten Vergleich keine Unterschiede in Wirksamkeit und Verträglichkeit (Verhey et al. 2006). Offene und retrospektive gematchte Studien beschrieben auch eine gute Wirksamkeit von Ziprasidon intramuskulär mit vergleichbarer Wirksamkeit wie Haloperidol und Lorazepam (Barak et al. 2006, Kohen et al. 2005, Greco et al. 2005). Eine große Studie unter naturalistischen Bedingungen der CATIE-Studiengruppe (Schneider et al. 2006) verglich Olanzapin, Quetiapin, Risperidon und Placebo über einen Beobachtungszeitraum von bis zu 3 Jahren. In der Zeit bis zum Absetzen der Medikation ebenso wie in der klinischen Besserung fanden sich keine signifikanten Unterschiede. Metaanalytisch zeigte sich für alle Antipsychotika der zweiten Generation bei Demenzkranken gegenüber Placebo eine mäßige Erhöhung der Mortalität auf das 1,5- bis 2fache (Schneider et al. 2005). Vergleichbare Daten über Antipsychotika der ersten Generation und andere zur Behandlung aggressiven Verhaltens bei Demenzkranken eingesetzte Medikamente liegen bisher nicht vor.

In drei Studien wurde die Verwendung von Valproat bei agitiert-aggressivem Verhalten Demenzkranker untersucht. Ein Cochrane-Review (Lonergan u. Luxenberg 2007) kam zu der Bewertung, dass niedrige Dosen unwirksam, hohe Dosen dagegen mit unakzeptablen Nebenwirkungen behaftet seien. Eine Studie verglich die Anwendung von Propanolol mit Placebo (Peskind et al. 2005). Die Medikation zeigte sich mäßiggradig wirksam, jedoch schieden zahlreiche Patienten wegen Kontraindikationen aus.

Für andere in der Praxis häufig eingesetzte Substanzen wie Melperon und Dipiperon liegt keine Evidenz aus Studien von ausreichender Qualität vor. Expertenmeinungen tendieren aktuell zur primären Verordnung eines Antipsychotikums der zweiten Generation (Alexopoulos et al. 2005) unter Beachtung der Sicherheitsanforderungen (Herrmann u. Lanctot 2006).

Empfehlungsstärke A

Aggressives Verhalten bei Demenzkranken kann, wenn erhebliche Gefährdungen resultieren und nicht-pharmakologische Interventionen nicht zum Erfolg führen, mit Antipsychotika behandelt werden. Am besten untersucht sind Risperidon und Olanzapin. Die Initial-Dosierung beträgt etwa 25–50% der gültigen Empfehlungen für die Akutbehandlung von psy-

chotischen Erkrankungen. Die Angaben zur Maximal-Dosierung für De-
menzkranke sind lückenhaft. Die Behandlung geht mit einem erhöhten
Risiko vielfältiger unerwünschter Nebenwirkungen und einer statistisch
leicht erhöhten Mortalität einher. Für einen längerfristigen Nutzen gibt es
keine Belege. Eine Behandlung sollte daher unter sorgfältiger Risikoabwä-
gung und möglichst kurz erfolgen.

Empfehlungsstärke C

In der Praxis kommen häufig auch zahlreiche sedierende Substanzen zur
Behandlung aggressiven Verhaltens bei Demenzkranken zur Anwendung.
Deren Nutzen-Risiko-Verhältnis ist nur ungenügend untersucht, jedoch
ist auch bei diesen Substanzen ein erhebliches Nebenwirkungspotential
zu erwarten.

8.4.4 Prophylaktische Pharmakotherapie aggressiven Verhaltens

❙ Antipsychotika

Antipsychotika wurden zur Behandlung rezidivierenden aggressiven Verhaltens in RCTs bei Patienten mit Schizophrenie, Borderline-Persönlich-
keitsstörung und posttraumatischer Belastungsstörung untersucht. Bei Risperidon wurden inkonsistent Vorteile gegenüber Haloperidol und Placebo
gefunden (Goedhard et al. 2006). Für Clozapin wurde ein von der antipsychotischen Wirkung unabhängiger antiaggressiver Effekt gefunden (Citrome et al. 2001, Krakowski et al. 2006). Dieser Effekt konnte jedoch unter
naturalistischen Bedingungen bei ambulanter Behandlung nicht gefunden
werden (Bitter et al. 2005). Die antiaggressive Wirkung von Antipsychotika
bei schizophrenen Störungen wird vorwiegend einem indirekten Effekt zu-
geschrieben; eine Verbesserung der Adherence geht mit besserer antiaggressiver Wirkung einher (Swanson et al. 2004). Jenseits des mit der antipsychotischen Wirkung verbundenen Effekts kann einer Behandlung mit
Antipsychotika eine schwache bis mäßige antiaggressive Wirkung zuge-
schrieben werden (Goedhard et al. 2006).

❙ Stimmungsstabilisierer

Valproat wurde in vier, Carbamazepin und Topiramat in je einer Studie gegen Placebo geprüft. In drei der sechs Studien, die sich auf ambulant be-
handelte Patienten mit Borderline-Persönlichkeitsstörungen bezogen, wurden gegenüber Placebo günstige Effekte gefunden (Goedhard et al. 2006).

▌ Antidepressiva

Antidepressiva (Fluoxetin, Fluvoxamin, Sertralin, Amitriptylin, Imipramin, Citalopram) wurden zur Prophylaxe rezidivierenden aggressiven Verhaltens in Placebo-kontrollierten Studien bei verschiedenen Störungsbildern untersucht (Autismus, PTSD, Schizophrenie, Depression, Cluster B Persönlichkeitsstörungen). Die Mehrheit der Studien zeigte positive Effekte. Studien, welche keine Effekte nachweisen konnten, hatten diverse methodische Mängel (Goedhard et al. 2006).

▌ Betablocker

Betablocker erwiesen sich als wirksam bei Patienten nach traumatischen Hirnschädigungen (Deb et al. 2004). Bei chronisch schizophrenen Patienten wurden signifikante Effekte mit Pindolol, Propanolol und Nadolol gefunden (Caspi et al. 2001, Maoz et al. 2000, Ratey et al. 1992). Bei Patienten mit akuter Exazerbation einer Schizophrenie wurden hingegen keine positiven Effekte gefunden (Alpert et al. 1990, Allan et al. 1996).

▌ Lithium

Lithium erwies sich wirksam bei geistig Behinderten mit Selbstmutilationen als Augmentation einer antipsychotischen Behandlung (Tyrer et al. 1984) sowie bei Kindern mit Verhaltensstörungen als wirksamer als Placebo und gleich wirksam wie Haloperidol (Campbell 1984, 1995, Malone 2000). Bei fremdaggressivem Verhalten bei erwachsenen psychisch Kranken wird die Substanz gelegentlich eingesetzt, kontrollierte Studien liegen nicht vor.

Empfehlungsgrad A

Antipsychotika, Antidepressiva, Stimmungsstabilisierer und Betablocker zeigen in klinischen Studien Hinweise auf eine mäßige antiaggressive Wirkung bei zahlreichen psychiatrischen Störungsbildern.

Empfehlungsgrad C

Die Indikationsstellung zu einer antiaggressiven Pharmakotherapie sollte in erster Linie auf eine Behandlung der psychiatrischen Grunderkrankung zielen und bei einer augmentativen Pharmakotherapie die Gefährdungen durch aggressives Verhalten, die typischen substanzeigenen Nebenwirkungen und die weiteren Umstände der Behandlung (z. B. Adherence) abwägend einbeziehen. Auf Grund der vorliegenden Evidenz sind differenzielle spezifische Substanzempfehlungen nicht möglich, die Entscheidung muss ärztlich unter Einbeziehung aller Aspekte der Situation und des Krankheitsverlaufs individuell getroffen werden.

8.5 │ Freiheitsbeschränkende Maßnahmen

8.5.1 Arten freiheitsbeschränkender Maßnahmen und Differenzialindikation

▌ Definitionen

Festhalten ist das Überwältigen und Halten eines Patienten durch Mitarbeiter. Als Zwangsmaßnahme wird Festhalten häufig nicht wahrgenommen und nicht dokumentiert. Festhalten ist auch die Intervention, die für Fixierung und Zwangsmedikation häufig die Grundlage bildet (Whittington et al. 2006).

Unter *Fixierung* wird am häufigsten das Festbinden eines Patienten auf ein Krankenhausbett mittels spezieller Gurtsysteme verstanden, um die Bewegungsfähigkeit deutlich zu mindern oder auch fast vollständig zu unterbinden (Sailas u. Wahlbeck 2005). Werden alle Extremitäten festgebunden, spricht man von einer 4-Punkt-Fixierung, wird zusätzlich ein Bauchgurt angebracht, von einer 5-Punkt-Fixierung. Bei schwerst agitierten Patienten können zusätzliche Fixierungspunkte nötig werden. Fixierung im weiteren Sinne beinhaltet auch in der Gerontopsychiatrie zur Anwendung kommende Interventionen wie Bettgitter, Anbinden an einen Stuhl mittels Bauchgurt oder Verhindern des Aufstehens aus einem Stuhl durch ein quer über beiden Armlehnen festgeschraubtes Brett sowie Polizeimaßnahmen wie den Gebrauch von Handschellen und von (in Deutschland nicht mehr gebräuchlichen) Zwangsjacken (Bush 2000).

Isolierung ist definiert durch die Verbringung eines Patienten gegen seinen Willen in einen Raum oder Bereich, den er nicht verlassen kann (Martin et al. 2007). Die im Einverständnis mit dem Patienten getroffene Absprache, dass dieser sich in einen nicht abgeschlossenen Raum zurückzieht und dort für einen abgesprochenen Zeitraum verbleibt, ist keine Isolierung (Cashin 1996).

Netzbett ist ein Krankenhausbett, über dem ein abschließbares Metallgestänge aufgebracht ist, über das wiederum ein Netz gespannt ist. Die betroffenen Patienten werden in dieses Bett verbracht und können es nicht verlassen (Whittington et al. 2006).

Ausgangsbeschränkungen jeder Art sind freiheitseinschränkende Maßnahmen, wenn sie ohne Einverständnis des/der Betroffenen erzwungen werden, z.B. durch geschlossene Türen oder ständige Begleitung (1:1-Betreuung).

Eine Medikation, auch *Zwangsmedikation* (siehe Kap. 8.4), sollte primär nie der Bewegungseinschränkung dienen, wird aber in § 1906 BGB als freiheitsbeschränkende Maßnahme aufgeführt.

Der medizinische Begriff „Indikation" wird in diesem Zusammenhang weitestgehend vermieden, weil er dazu führen könnte, dass Zwangsmaßnahmen als therapeutische Intervention verstanden werden. Die Diskussion, inwieweit Zwangsmaßnahmen reine Sicherungsmaßnahmen sind, die eher ein Therapieversagen belegen (Whittington et al. 2006) oder ob ihnen auch eine therapeutische Bedeutung zukommt, ist offen (Huckshorn 2006, Steinert 2004, Whittington et al. 2006).

Die Häufigkeit der Anwendung von Zwangsmaßnahmen variiert stark von 0% bis zu 66% betroffener Patienten in Klinikpopulationen (Fisher 1994, Sebit 1998, Cannon 2001, Needham 2002, Sailas u. Fenton 2003, Sailas u. Wahlbeck 2005, Steinert et al. 2007). Es gibt Hinweise, dass dabei lokale Einflüsse eine große Rolle spielen (Way 1990, Fisher 1994, Crenshaw et al. 1997, Martin et al. 2007).

8.5.2 Allgemeine Aspekte freiheitseinschränkender Maßnahmen

Zwangsmaßnahmen werden grundsätzlich als eine maximal freiheitseinschränkende Intervention betrachtet (Tunde-Ayinmode und Little 2004, Kallert et al. 2007). Die WHO, das „White Paper" der Arbeitsgruppe des Europarats für Bioethik (CEBP), das European Committee for the Prevention of Torture and Inhumane or Degrading Treatment or Punishment (CPT) und andere Autoren geben zahlreiche Empfehlungen, die nicht auf empirischer Evidenz beruhen, sondern sich auf einen Expertenkonsens berufen. Zwangsmaßnahmen werden als die Möglichkeit der letzten Wahl („last resort") gesehen, die nur dann angewendet werden dürfen, wenn alle Deeskalationsversuche fehlgeschlagen sind (WHO 2005, CEBP 2000, CPT 2004, Niveau 2004, Curie 2005, Huckshorn 2006, Marder 2006, Nelstrop et al. 2006).

Grundsätzlich ist die Verhältnismäßigkeit der freiheitseinschränkenden Intervention zum Anlass besonders sorgfältig abzuwägen (Dyer 2003, Allen et al. 2003, Niveau 2004). Zwangsmaßnahmen sollten nur dann angewendet werden, wenn weniger restriktive Interventionen unangemessen sind und wenn die Risiken von alternativen Interventionen die Risiken von Zwangsmaßnahmen übersteigen (APA 2004a). Auf gewalttätiges Verhalten von Seiten des Patienten sollte in einem abgestuften Vorgehen reagiert werden (CEBP 2000).

Die Maßnahmen müssen ärztlich angeordnet werden oder im Falle eines rechtfertigenden Notstandes unmittelbar von einem Arzt überprüft werden (CEBP 2000, CPT 2004).

Die Dauer der Zwangsmaßnahmen muss so kurz als möglich gehalten und in von den Einrichtungen zu definierenden Abständen ärztlich überprüft werden (CPT 2004, APA 2004a). Es wird empfohlen, dass Isolierung nicht länger als 1 Stunde dauern sollte und Festhalten nicht länger als 10 Min. erfolgen sollte (Curie 2005). Auch Fixierungen sollten einen Zeitraum von wenigen Stunden nicht überschreiten (CPT 2005).

Vor der Durchführung von Zwangsmaßnahmen sollten die Betroffenen nach Möglichkeit gefragt werden, welche Zwangsmaßnahme für sie am ehesten erträglich wäre. Zwangsmaßnahmen dürfen nur von speziell geschulten Mitarbeitern durchgeführt werden (Curie 2005, CPT 2004, APA 2004b). Eine mögliche Beendigung der Maßnahme muss in regelmäßigen Abständen überprüft werden (CPT 2004). Bei Isolierung ist ein angemessener zwischenmenschlicher Kontakt sicherzustellen (CPT 2004). Zwangsmaßnahmen dürfen nicht als Strafe angewendet werden (CEBP 2000, CPT 2004, APA 2004a, Curie) und sollten immer im Rahmen eines Gesamt-behandlungskonzepts angewendet werden (Olsen 1998).

> **Good Clinical Practice**
>
> Freiheitseinschränkende Zwangsmaßnahmen dürfen nur als Intervention der letzten Wahl auf ärztliche Anordnung von geschulten Mitarbeitern durchgeführt werden, wenn zuvor alle Deeskalationsversuche erfolglos blieben. Der Grundsatz der Verhältnismäßigkeit zwischen dem Anlass und der Zwangsmaßnahme muss sorgfältig abgewogen werden. Die Dauer ist so kurz als möglich zu halten, eine Beendigung ist regelmäßig zu überprüfen. Ein angemessener zwischenmenschlicher Kontakt ist sicher-zustellen.

8.5.3 Wirksamkeit, Sicherheit und Differenzialindikation

▌ Wirksamkeit

Das Cochrane Review „Seclusion and restraint for people with serious mental illnesses", das bisher einzige zu diesem Thema, kam 2000 zu dem Schluss, dass es keine wissenschaftlich hochwertigen Studien gibt, die Zwangsmaßnahmen untereinander oder gegen Alternativen überprüfen. Die fortgesetzte Anwendung sei deshalb in Frage zu stellen (Sailas u. Fenton 2006). In einem Review aus dem Jahre 2006 wurde erneut festgestellt, dass es nur unzureichende Belege für die Sicherheit und Wirksamkeit von Zwangsmaßnahmen gibt (Nelstrop et al. 2006). Die Frage nach der „Wirk-samkeit" und die Erstellung eines Cochrane Reviews impliziert allerdings, dass es sich um eine Therapiemaßnahme handelt, was nicht unumstritten ist (Whittington et al. 2006). Grundsätzlich muss festgestellt werden, dass es hinsichtlich eines Wirksamkeitsnachweises erhebliche methodische und ethische Probleme gibt, die von der Suche nach einer geeigneten Outcome-Variable bis hin zum Studiendesign einer kontrollierten Studie, z.B. einer Untersuchung Zwangsmaßnahmen gegen Placebo, reichen (Whittington et al. 2006).

▌ Sicherheit

Die gefundenen Studien untersuchten die Häufigkeit der Anwendung, in der Regel von Isolierung, Festhalten oder Fixierung, es konnten jedoch keine Vergleichsstudien zwischen einzelnen Zwangsmaßnahmen gefunden werden. Die Komplikationsrate von Fixierung betrug in einer Studie an 298 Patienten 7%. Davon war „Versuch, sich aus der Fixierung zu befreien" am häufigsten genannt (10), es folgten „Erbrechen" (3), „verletzte andere" (2), „spucken" (2), „verletzte sich selbst" (1), „zunehmende Agitation" (1). Diese Befunde wurden als eine geringe Rate an „minor complications" interpretiert (Zun 2003). Aus den USA wurden dagegen über 115 Todesfälle im Zusammenhang mit Fixierung zwischen 1995 und 2004 berichtet (Masters 2005). Auch bei korrekter Anwendung wurden einzelne Todesfälle berichtet (Morrison 2001, Hem 2001, Mohr 2003, Paterson 2003).

Bestimmte Festhalte-Techniken, insbesondere das Festhalten in Bauchlage („face-down floor holds", News & Notes 1999), gaben Anlass zur Besorgnis in den USA und in Großbritannien. Es wird empfohlen, zusätzlichen auf Rücken, Bauch oder Hüfte ausgeübten Druck zu vermeiden, insbesondere wenn der Patient sich fortgesetzt wehrt. Ein gewaltsames Nach-Hinten-Beugen („hyperflexion"), z. B. in sitzender Position, gab ebenfalls Anlass zu Bedenken in Großbritannien und den USA und sollte vermieden werden. Vitalzeichenkontrolle muss durchgeführt werden, Kopf und Hals sollten unterstützt werden und die Atemwege müssen freigehalten werden (Whittington et al. 2006).

Der Übergang zwischen Festhalten und Fixierung ist v. a. bei heftig sich wehrenden Patienten als kritische Phase anzusehen. Dabei sollte besondere Rücksicht auf die gefährdeten Körperpartien (Kopf, Hals, Brust, Bauch, kleine Extremitäten, Gelenke) genommen werden.

Nicht zwischen Isolierung und Fixierung differenziert wurde in einer Publikation über Berichte von Todesfällen während Zwangsmaßnahmen, die nach (umstrittenen, Applebaum 1999) Hochrechnungen in den USA zwischen 50 und 150 Fällen pro Jahr aufgrund von falscher Technik oder schlechter Überwachung betragen sollen (Bush 2000). Bei der Beurteilung von Komplikationen bei der Durchführung von Zwangsmaßnahmen muss jedoch berücksichtigt werden, dass ein akuter Erregungszustand schon mit einer erhöhten Mortalität einhergeht und dass die Intervention, die zeitlich unmittelbar zuvor ausgeführt wurde, nicht auch die Todesursache sein muss (Farnham 1997).

Isolierung wird von einigen Autoren als sicher beurteilt (Gutheil 1978, Savage 1999, Farnham 1997), obwohl nach klinischen Erfahrungen durchaus ein Selbstgefährdungspotential besteht.

Hinsichtlich des konkreten Vorgehens bei der Einleitung derartiger Zwangsmaßnahmen wird auf die Deeskalationstrainings und Schulungsmaßnahmen verwiesen.

▌ Differenzialindikation

Eine britische Studie zeigte, dass die Einschätzung von verschiedenen Zwangsmaßnahmen offensichtlich stark kulturgebunden ist, gesellschaftsbedingten Faktoren unterliegt und dass diese Faktoren die psychiatrische Praxis bestimmen (Bowers 2004). Aussagen zu Differenzialindikationen können aus Mangel an kontrollierten Studien zum großen Teil nur aus Studien zur Wirksamkeit und zur Sicherheit sowie aus Patienten- und Mitarbeitereinschätzungen indirekt abgeleitet werden.

Das „White Paper" empfiehlt, Mitarbeiter sollten zunächst versuchen, auf verbaler Ebene zu reagieren; danach, sofern notwendig, mit Festhalten; nur als letzte Möglichkeit sollte Fixierung zur Anwendung kommen (CEBP 2000).

Lokale Behandlungstraditionen statt wissenschaftlicher Evidenz bestimmen die Art der Zwangsmaßnahmen. Identische, wenig differenzierte Argumente, die jeweilige Alternative sei inhuman, werden von Befürwortern unterschiedlicher Zwangsmaßnahmen angeführt (Steinert 2004). Eine erste randomisierte Studie mit einem Vergleich von Isolierung und Fixierung ergab hinsichtlich der Hauptzielvariablen, einem Summenscore der die Beeinträchtigung verschiedener Menschenrechte zusammenfasst, keinen Unterschied zwischen beiden Gruppen (Steinert u. Bergk 2007).

An einer Stichprobe in Kalifornien wurde untersucht, welche Intervention Patienten als die am wenigsten restriktive Alternative ansehen würden. Es zeigte sich, dass psychotrope Medikation bevorzugt wurde, dann Isolierung und zuletzt Fixierung genannt wurden (Sheline u. Nelson 1993). Anhand verschiedener Szenarien zu Zwangsmaßnahmen wurde von Betroffenen und Mitarbeitern die folgende Rangreihe von zunehmender Einschränkung erstellt: Festhalten und orale Medikation mit (relativ) geringer Einschränkung, Entkleiden müssen, i.m.-Injektion und Isolierung und zuletzt Fixierung mit kontinuierlicher Überwachung als am stärksten einschränkende Maßnahme (Harris 1989). In einer US-amerikanischen Studie wurde medikamentöse Intervention als die bevorzugte und am wenigsten restriktive Methode angesehen (Terpstra 2001). Die relativ positiven Einschätzungen zu Isolierung müssen aber in Frage gestellt werden, weil früher isolierte Patienten eine weit weniger positive Einstellung zu Isolierung hatten als die Mitarbeiter und die Patienten, die noch nie isoliert wurden. In Deutschland beurteilten sowohl Mitarbeiter als auch Patienten nach vorgelegten Bildern Isolierung als die am ehesten angemessene Intervention in Bezug auf eine Index-Situation (Bergk u. Steinert 2006). Das tatsächliche Erleben der Zwangsmaßnahme zeigte jedoch fast identische Werte hinsichtlich der subjektiv empfundenen Einschränkung von Menschenrechten (Steinert u. Bergk 2007).

Bei Betroffenen zeigten sich in Interviews nach Fixierung Ärger, das Gefühl, ungerecht behandelt worden zu sein, und die Überzeugung, die Fixierung sei ungerechtfertigt gewesen (Sequeria u. Halstead 2002). Es bestehen Bedenken hinsichtlich der Wirkung von Fixierung auf Personen, die einen sexuellen Missbrauch in der Vorgeschichte aufweisen (Gallop 1999). Nach einer Fixierung können sowohl Mitarbeiter wie Patienten unter Traumatisierung und Stress leiden (Bonner 2002).

Auch wenn Betroffene den Isolierraum als hilfreich beschrieben und sich während einer Isolierung beruhigten, verglichen erstmals von Isolierung Betroffene die Isolierung mit Folter (Mann 1993) oder beurteilten überwiegend die Maßnahme als unnötig (Wise 1988, Hammill 1986, Binder u. Coy 1983, Eriksson u. Westrin 1995). Eine Vergleichsstudie von fixierten und isolierten Patienten zeigte, dass 40% der isolierten Patienten bei dieser Intervention positive Aspekte sahen, bei den fixierten waren dies nur 20%. Beide Maßnahmen wurden zwar als kurzfristig wirksam eingeschätzt, aber ohne das Verhalten der Patienten nachhaltig zu verändern (Sagduyuk et al. 1995). Früher isolierte Betroffene hatten weit weniger positive Einstellungen zu Isolierung als die Mitarbeiter oder Mitpatienten, die noch nie isoliert wurden. Einige Betroffene sahen die Isolierung als Bestrafung an und maßen ihr nur geringe therapeutische Bedeutung bei (Holmes 2004, Meehan 2004, Martinez et al. 1999), andere sahen eine Notwendigkeit für die Isolierung (Tooke u. Brown 1992, Soliday 1985).

Mitarbeiter scheinen Isolierung als Zwangsmaßnahme gegenüber Fixierung zu bevorzugen. Auch wurde berichtet, dass Patienten nach Fixierung weiterhin aggressiv sind, nachdem die Fixiergurte gelöst wurden (Holzworth u. Wills 1999, Lemonidou 2002). Eine britische Untersuchung zu verschiedenen Arten von Zwangsmaßnahmen aus Sicht der Mitarbeiter zeigte, dass Fixierung und Netzbetten die größte Ablehnung erfuhren (Bowers 2004). Eine norwegische Untersuchung ergab, dass die meisten Mitarbeiter Festhalten favorisierten, auch wenn sie vermuteten, dass diese Intervention von den Patienten am ehesten abgelehnt wird. Die Mehrheit der Mitarbeiter glaubte, dass Festhalten und Isolieren zur Beruhigung der Betroffenen beiträgt und keine Aggressionen, Ängste oder Verletzungen verursacht, obwohl ca. 70% von ihnen im Zusammenhang mit Zwangsmaßnahmen von Patienten angegriffen worden waren (Wynn 2003). Die Mitarbeiter hielten Isolierung für sehr notwendig, nicht allzu bestrafend und in hohem Maße therapeutisch (Meehan 2004).

Empfehlungsgrad B

Es gibt Hinweise, dass sich das Ausmaß an subjektiver Beeinträchtigung durch Zwangsmaßnahmen zwischen Isolierung und Fixierung nicht unterscheidet.

Good Clinical Practice

Zwangsmaßnahmen können bei Anwendung einer in speziellen Schulungen erlernten Technik und unter kontinuierlicher bzw. sehr engmaschiger Überwachung dazu beitragen, die Auswirkungen selbst- und fremdgefährdenden Verhaltens zu begrenzen und gelten, sofern Vorsichtmaßnahmen getroffen werden, als sichere Interventionen. Die Präferenz der Patienten sollte vor Durchführung einer Zwangsmaßnahme erfragt werden und nach Möglichkeit diesem Wunsch auch entsprochen werden, ggf. auch unter Bezugnahme auf bestehende Behandlungsvereinbarungen. Zudem müssen interindividuell erfahrungsgemäß sehr unterschiedliche Erlebnisweisen, Bedürfnisse und Ängste berücksichtigt werden. Psychiatrische Einrichtungen sollten die Möglichkeit vorhalten, verschiedene Formen freiheitsbeschränkender Maßnahmen durchzuführen, um ggf. auf die Präferenz von Patienten reagieren zu können.

WHO-Empfehlung

Fixierung und Isolierung sind erlaubt, wenn sie die einzigen Möglichkeiten sind, unmittelbaren oder drohenden Schaden von der Person selbst oder anderen abzuwenden und sollten dann nur für die kürzest notwendige Dauer genutzt werden. Während Zwangsmaßnahmen muss es einen aktiven und persönlichen Kontakt mit den Betroffenen geben. Die Gesetzgebung muss sicherstellen, dass Fixierung und Isolierung nur als Interventionen der letzten Wahl genutzt werden, wenn alle anderen Möglichkeiten, um Schaden von den Betroffenen selbst oder Dritten abzuwenden, fehlgeschlagen sind. Der Gebrauch von Isolierung und Fixierung als eine Form der Bestrafung muss abgeschafft werden. Zwangsmaßnahmen sollen nicht länger dauern als das Zeitintervall, das für diesen Zweck unbedingt nötig ist (WHO 2005, Übersetzung durch die Autoren).

▌ Exkurs Netzbett

Auch wenn Netzbetten in Deutschland nicht mehr verwendet werden, ist deren Gebrauch zu diskutieren. Ein Artikel im British Medical Journal berichtete 2003 vom Gebrauch von Netzbetten in 4 europäischen Ländern (Slowenien, Ungarn, Slowakei und Tschechische Republik). Außerdem sind sie in Österreich und auf Malta in Gebrauch. In Einzelfällen wurden die Patienten für Monate und Jahre in Netzbetten eingeschlossen und nicht einmal auf die Toilette gelassen. Drei Menschen sollen in den Netzbetten verstorben sein, ein Mädchen soll durch eine herunterfallende Metallstange verletzt worden sein. Die Praxis selbst wurde als entwürdigend, demütigend, gefährlich und als Verletzung der Menschenrechte verurteilt (Krosnar 2003). Auch wenn Netzbetten von Menschenrechtsgruppen missbilligt werden, werden sie von den Mitarbeitern, die sie gebrauchen, als humaner angesehen als andere Zwangsmaßnahmen (Holt 2004). Eine Arbeit zu Netzbetten und Fixierungen aus Slowenien mit einem Prä-Post-Vergleich nach dem Verbot von Netzbetten zeigte, dass bei Fixierungen die Patienten psychopathologisch schwerer beeinträchtigt waren, dass der häufigste Anlass für Fixierung Gewalttätigkeit war und dass in dieser Gruppe die Diagnose Schizophrenie häufiger gestellt wurde. Im Gegensatz dazu wurden Netzbetten häufiger bei Delir angewendet und die Patienten waren psychopathologisch weniger schwer beeinträchtigt. Insgesamt führte das Verbot von Netzbetten und die damit einhergehende vermehrte Aufmerksamkeit zu einer Reduzierung von Zwangsmaßnahmen allgemein (Tavcar et al. 2005). Eine britische und eine deutsche Umfrage konnten zeigen, dass Netzbetten zusammen mit Fixierung im Vergleich zu anderen Zwangsmaßnahmen in diesen Ländern die stärkste Ablehnung hervorrufen (Bowers 2004, Bergk u. Steinert 2006).

8.5.4 Durchführung und menschenwürdige Gestaltung

Die größtenteils schlechten subjektiven Erfahrungen der Betroffenen, die die Zwangsmaßnahmen häufig als unnötig, ungerechtfertigt, bestrafend und traumatisierend erleben, können vermutlich nicht immer verhindert werden. Im Folgenden werden Empfehlungen aufgeführt, durch die sich möglicherweise das Ausmaß dieser negativen Erfahrungen reduzieren lässt. Eine Evidenz aus empirischen Studien liegt für diese Empfehlungen nicht vor. Es gibt jedoch einen Expertenkonsens aus 11 europäischen Ländern im Rahmen der EUNOMIA-Studie (Kallert et al. 2007). Besondere Berücksichtigung sollte geschlechtsspezifischen Aspekten zukommen. Frauen, v. a. psychisch kranke Frauen, haben eine hohe Prävalenz an posttraumatischen Belastungsstörungen (PTBS). Deshalb sollte immer bedacht werden, dass Zwangsmaßnahmen (Festhalten, Fixierung oder Zwangsinjektion) bzw. Maßnahmen bei deren Durchführung (Entkleiden) zu einer (Re-)Traumatisierung führen können.

Good Clinical Practice

▌ **Einleitung einer Zwangsmaßnahme.** Fast bei jeder Zwangsmaßnahme besteht unmittelbar vor der Durchführung ein gewisser Handlungsspielraum, um über die Art der Zwangsmaßnahme (Festhalten, Fixierung, Isolierung, Zwangsmedikation) zu entscheiden. Es sollte diejenige Zwangsmaßnahme durchgeführt werden, die der Patient am wenigsten eingreifend erlebt. Diese kann direkt vor Durchführung erfragt werden oder ist möglicherweise im Rahmen einer Behandlungsvereinbarung oder einer Nachbesprechung bei einer früheren Zwangsmaßnahme festgelegt worden. Generell sollten das Auftreten der Mitarbeiter und die Kommunikation mit dem Betroffenen von Respekt vor der Person, Einfühlung in dessen Situation und dem Bemühen um eine faire Behandlung geprägt sein. Eine Aufklärung über beabsichtigte Maßnahmen ist erforderlich und es sollte stets versucht werden, die Kooperationsbereitschaft des Betroffenen wieder zu gewinnen.

▌ **Anordnung.** Die Anordnung darf nur vom zuständigen Arzt aufgrund eigener Urteilsbildung am Kranken erfolgen und muss schriftlich dokumentiert werden (s. Kap. 9: Dokumentation). Erfolgt die Zwangsmaßnahme im Rahmen von Notwehr, Gefahr im Verzug oder eines rechtfertigenden Notstandes ohne vorherige ärztliche Anordnung, ist eine ärztliche Überprüfung der Zwangsmaßnahme so rasch als möglich nachzuholen. Die weitere Notwendigkeit der Zwangsmaßnahme muss möglichst engmaschig überprüft werden.

▌ **Überwältigung.** Hinsichtlich des konkreten Vorgehens bei der Überwältigung von Patienten wird auf die Deeskalationstrainings und Schulungsmaßnahmen verwiesen. Einer menschenwürdigen Gestaltung der Maßnahme ist ein hoher Stellenwert einzuräumen.

Das Entfernen persönlicher, auch potentiell gefährlicher Gegenstände (Schmuck etc.) ist nur zu vertreten, wenn medizinische oder Sicherheitsaspekte dies zwingend erforderlich scheinen lassen. Für das Entkleiden von Patienten und Patientinnen gilt derselbe Grundsatz. Zusätzlich ist hierbei die Gefahr einer Re-Traumatisierung bei sexuell traumatisierten Patientinnen zu berücksichtigen und Alternativen sind anzubieten (z.B. kontinuierliche persönliche Überwachung durch Mitarbeiterinnen).

Einzelheiten des Vorgehens bei der Durchführung von Zwangsmaßnahmen im Hinblick auf Sicherheitsaspekte sowie der Überwachung während der Maßnahme sollten in institutionsinternen Richtlinien oder Pflegestandards verbindlich geregelt sein und regelmäßig geschult werden. Bezüglich Fixierung wird es als erforderlich angesehen, dass eine kontinuierliche 1:1-Überwachung mit persönlichem Kontakt für die Dauer der Maßnahme gewährleistet ist. Auch bei Isolierung ist eine engmaschige Überwachung unverzichtbar.

8.5.5 Nachbesprechung von aggressivem Verhalten und Zwangsmaßnahmen

Die Berücksichtigung der Patientenwahrnehmung ist eine wichtige Voraussetzung zum Verständnis von und zum verbesserten Umgang mit aggressivem Verhalten (Ketelsen u. Pieters 2004, Ilkiw-Lavalle u. Grenyer 2003, Petti et al. 2001, Meehan et al. 2000). Allerdings erhalten Patienten kaum die Möglichkeit, aggressives Verhalten bzw. Zwangsmaßnahmen im Rahmen psychiatrischer Behandlung nachzubesprechen (Ilkiw-Lavalle u. Grenyer 2003, Bonner et al. 2002). Nachbesprechungen von aggressivem Verhalten und Zwangsmaßnahmen bieten die Möglichkeit, systematisch die Erfahrungen und Sichtweisen der Patienten in der Behandlungsplanung zu berücksichtigen, präventive Maßnahmen zu vereinbaren, die Patienten emotional zu entlasten und das möglicherweise traumatisierende Ereignis zu verarbeiten (Ketelsen u. Pieters 2004, Petti et al. 2001).

Dies ist vor dem Hintergrund von besonderer Bedeutung, dass sich das Erleben von Patienten und Mitarbeitern bezüglich der Gründe für aggressives Verhalten unterscheidet. Mitarbeiter nehmen eher die Psychopathologie des Patienten als Auslöser wahr, Patienten sehen dagegen interpersonale und Umgebungsfaktoren als ebenso wesentlich an (Ilkiw-Lavalle u. Grenyer, 2003, Duxbury 2002). Patienten berichten über mehr Zwangsmaßnahmen als in Patientenakten dokumentiert wurden (Poulsen et al. 2001), verneinen allerdings teilweise auch, trotz durchgeführter Zwangsmaßnahmen, einer Maßnahme gegen ihren Willen unterworfen gewesen zu sein (Smolka et al. 1997). Teilweise können sie sich an Zeiträume von mehreren Stunden bis 3 Tage vor und nach der Zwangsmaßnahme nicht erinnern (Naber et al. 1996). Gefühle von Angst, Verzweiflung, Scham, Macht- und Hilflosigkeit bei und nach der Durchführung von Zwangsmaßnahmen werden von Betroffenen beklagt (Naber et al. 1996, Johnsen et al. 1998, Bonner et al.

2002), positive Effekte von Zwangsmaßnahmen werden nur von einer Minderheit wahrgenommen (Sagduyu et al. 1996).

Insbesondere bei der Anwendung von Zwang im Rahmen der stationären Behandlung sind Traumatisierungen in der Vorgeschichte und Symptome einer posttraumatischen Belastungsstörung (PTBS) von besonderer Bedeutung (Ketelsen u. Pieters 2004). Missbrauch in der Kindheit ist mit einer erhöhten Wahrscheinlichkeit von psychischen Störungen im Erwachsenenalter assoziiert (Nelson et al. 2002, Bulik et al. 2001, MacMillan et al. 2001, Kendler et al. 2000), dies gilt auch für psychotische Symptomatik (Shevlin et al. 2007, Read et al. 2005, Bebbington et al. 2004, Janssen et al. 2004). Die Lebenszeitprävalenz für Trauma bei Patienten mit schweren psychischen Erkrankungen ist mit 94–98% hoch (Kilcommons u. Morrison 2005, Mueser et al. 1998). Darüber hinaus wurde eine hohe Prävalenz von Viktimisierung bei Betroffenen mit schweren psychischen Störungen beobachtet (Dean et al. 2007, Goodman et al. 2001). Trotz der in Untersuchungen festgestellten erhöhten Prävalenz von Traumatisierungen und PTBS bei Patienten mit schweren psychischen Erkrankungen im Vergleich zur Allgemeinbevölkerung wird diese nur selten diagnostiziert (Mueser et al. 2004 b, Mueser et al. 1998). Ein ungünstigerer Krankheitsverlauf scheint bei Traumatisierung in der Vorgeschichte und Komorbidität von PTBS mit schwerer psychischer Störung vorzuliegen (Neria et al. 2005, Mueser et al. 2004 b, Mueser et al. 2004 a, Darves-Bornoz et al. 1995). Einerseits können psychotische Symptome und die emotionale Belastung durch Behandlungserfahrungen bei schizophrenen Patienten zu Posttraumatischen Belastungsstörungen führen (Jackson et al. 2004, Shaw et al. 2002, Meyer et al. 1999), andererseits werden schizophrene Patienten mit traumatischen Ereignissen in der Vorgeschichte im Rahmen von psychiatrischen Behandlungen häufiger fixiert oder isoliert und sind der Gefahr von Reviktimisierung und Retraumatisierung ausgesetzt (Steinert et al. 2007). Insgesamt erleben Patienten psychiatrisch stationäre Behandlungen in Verbindung mit Zwang als emotional äußerst belastend und verbinden diese Erfahrungen teilweise mit Erinnerungen an frühere traumatische Vorfälle (Frueh et al. 2005, Pieters 2003, Bonner et al. 2002).

Unter Berücksichtigung der genannten Aspekte sollten in der Nachbesprechung insbesondere folgende inhaltliche Schwerpunkte beachtet werden:

- Austausch der unterschiedlichen Sichtweisen von Patienten und Mitarbeitern,
- Erklärung des Vorgehens der Mitarbeiter,
- Absprachen zur Vermeidung zukünftiger Eskalationen,
- emotionale Belastung der Patienten und evtl. Erinnerungslücken,
- bei hoher emotionaler Belastung und bei Auftreten von Symptomen einer PTBS Berücksichtigung in der Behandlungsplanung (Ketelsen u. Pieters 2004).

Good Clinical Practice
Eine Nachbesprechung von aggressiven Vorfällen und Zwangsmaßnahmen erfolgt abhängig vom Befinden des Patienten zeitnah möglichst gemeinsam mit pflegerischer Bezugsperson und zuständigem Therapeuten. Die Gesprächsinhalte und getroffene Absprachen werden in der Patientenakte dokumentiert und in der Behandlungsplanung, auch bei Wiederaufnahmen, berücksichtigt. Bei schwerwiegenden Vorfällen wird eine Patientenrunde durchgeführt. Mitpatienten, die durch den Vorfall stark belastet sind, werden Einzelgespräche angeboten.

8.5.6 Nachbetreuung für von Patientenübergriffen betroffene Mitarbeiter

▌ **Psychische Belastung von MitarbeiterInnen nach Patientenübergriffen**

Hinsichtlich der Auswirkungen von Patientenübergriffen auf MitarbeiterInnen wurden bis vor wenigen Jahren lediglich körperliche Beschwerden registriert. Die wissenschaftliche Untersuchung von psychischen Folgen nach einem Patientenübergriff steht – auch international gesehen – momentan erst am Anfang (Cooper 1995, Flannery 2001, für Übersichten siehe Lanza 1992, Wykes u. Whittington 1994). Die überwiegende Mehrzahl von Untersuchungen hat phänomenologische Daten erhoben, allgemeine Symptome erfasst, Symptome von Burn-Out erhoben oder aber eigene Instrumente entwickelt (Croker u. Cummings 1995, Evers et al. 2002, Findorff-Dennis et al. 1999, Flannery et al. 1991, Gerberich et al. 2004, Lanza 1983, Murray u. Snyder 1991, Ryan u. Poster 1989, Whittington u. Wykes 1992, Wykes u. Whittington 1991). Diese Studienergebnisse wurden bereits in einer systematischen Übersicht zusammengefasst (Needham 2006, Needham et al. 2005). Dabei unterscheiden die Autoren die gefundenen Studienresultate nach verschiedenen Dimensionen, nämlich bio-physiologische Effekte, kognitive Effekte, emotionale Effekte und soziale Effekte.

Explizite Symptome posttraumatischer Belastungsstörungen (PTBS) sowie manifeste PTBS sind bisher nur von wenigen Studien erhoben worden (Caldwell 1992, Richter u. Berger 2001, Richter u. Berger 2006, Wykes u. Whittington 1998). Diese Studien konnten zeigen, dass PTBS-Symptome – je nach Erhebungsinstrument und Zeitraum nach dem Übergriff – bei von Patientenübergriffen betroffenen MitarbeiterInnen in unterschiedlicher Ausprägung vorhanden sind, bis hin zu einem kleinen Teil betroffener MitarbeiterInnen mit chronischen Krankheitsbildern, die noch ca. eineinhalb Jahre nach dem Vorfall vorhanden waren.

▌ **Nachsorge für MitarbeiterInnen**

Konzepte für die Nachsorge betroffener MitarbeiterInnen stehen zurzeit noch im Stadium der Entwicklung. So besteht die zentrale Herausforderung der nächsten Zeit darin, die Einrichtungen, ihre leitenden Mitarbeiterinnen und Mitarbeiter, aber auch die sonstigen Beschäftigten, hinsichtlich der Bedeutung psychischer Folgeschäden zu sensibilisieren und zu Präventionsstrategien zu motivieren.

Bei der Prävention sollten nach dem bisherigen Stand der Konzeptentwicklung drei Strategien und Phasen unterschieden werden, die zeitlich auf einander folgen können und miteinander verknüpft sein müssen:

▌ eine unmittelbar nach dem Übergriff einsetzende kollegiale Unterstützung der Betroffenen,

▌ eine längerfristig wirksame Nachsorge durch die Einrichtung,

▌ ein psychotherapeutisches Angebot für Mitarbeiterinnen und Mitarbeiter bei Manifestation einer Posttraumatischen Belastungsstörung (PTSD) oder einer anderen Anpassungsstörung.

Die unmittelbare Unterstützung nach dem Übergriff sollte idealerweise durch die direkten Kolleginnen und Kollegen in der Einrichtung erfolgen. Erfahrungen in Kliniken, die eine entsprechende Strategie anbieten, haben gezeigt, wie sehr die Betroffenen die direkte Unterstützung schätzen und diese einfordern, wenn sie nicht gewährleistet wird.

Nur ein Teil der von einem Übergriff betroffenen Mitarbeiterinnen und Mitarbeiter benötigen eine weitergehende Nachsorge. Als adäquate Unterstützungsform haben sich hierfür Nachsorgeteams herausgestellt, die aus Kollegen der gleichen Hierarchiestufe bestehen. Entsprechende Vorbilder existieren im militärischen Sektor (Jones et al. 2003, Keller et al. 2005) und auch für Kliniken sind derartige Unterstützungsteams schon konzipiert worden (Paterson et al. 1999). Der entscheidende Vorteil von kollegialen Teams gegenüber hierarchisch höher gestellter Unterstützung besteht nach den einschlägigen Erfahrungen in der größeren Bereitschaft der Betroffenen, sich zu öffnen und sich anzuvertrauen. Dies ist bei Vorgesetzten verständlicherweise zumeist nicht der Fall.

Die zentrale Funktion der Nachsorgeteams besteht in der aktiven Aufrechterhaltung des Kontakts zu den Übergriffsopfern und im Angebot von Gesprächskontakten. Eine therapeutische Funktion im engeren Sinne ist damit in der Regel nicht verbunden. Sollte von den Nachsorgenden festgestellt werden, dass die bestehenden Unterstützungsleistungen für die Regeneration nicht ausreichen, können sie hilfreich bei der Vermittlung professioneller therapeutischer Angebote sein. Es hat sich als günstig herausgestellt, wenn die Einrichtungen Absprachen mit niedergelassenen Psychotherapeuten getroffen haben, wonach betroffene Mitarbeiter bei entsprechend vorliegendem Bedarf unverzüglich und komplikationslos in eine ambulante Psychotherapie gehen können.

Good Clinical Practice

Psychiatrische Einrichtungen sollten eine systematische Nachsorge für von Patientenübergriffen betroffene MitarbeiterInnen sicherstellen, die auf die Prävention psychischer Belastungen zielt.

8.5.7 Juristische Konsequenzen

Eine besonders schwierige Situation ergibt sich für psychiatrische Institutionen, wenn Mitarbeiter Opfer von ernsthaften Patientenübergriffen mit der Folge von Körperverletzungen und/oder psychischen Traumatisierungen geworden sind. Sowohl für die Betroffenen als auch für die Institutionen stellt sich die Frage, ob in solchen Fällen eine Strafverfolgung mittels Strafanzeige unter Berücksichtigung des gleichzeitig bestehenden Behandlungsauftrags gerechtfertigt, angemessen oder sogar geboten ist. Dagegen werden im Wesentlichen zwei Argumente angeführt:

1. Es stehe im Widerspruch zu dem ärztlichen Behandlungsauftrag, den anvertrauten Patienten juristisch zu verfolgen (Zeiler 1996) und
2. eine sich selbst als weitgehend gewaltfrei definierende Sozial- und Gemeindepsychiatrie tendiere dazu, sich der schwierigen und unangenehmen Patienten durch eine Unterbringung in der forensischen Psychiatrie zu entledigen (Zeiler 1996, Schanda 2000).

Die Gegenposition, die inzwischen breite Akzeptanz findet, lautet, in psychiatrischen Institutionen müssten dieselben Gesetze gelten wie in der übrigen Gesellschaft auch (Coyne 2003, Böcker 2008). Demnach unterscheidet sich eine psychiatrische Einrichtung heutzutage von einer „totalen Institution" (Goffman 1972) eben gerade dadurch, dass sie nicht ihre eigenen institutionellen Gesetzmäßigkeiten kultiviert und sich nicht als Raum außerhalb des geltenden Rechts versteht. Ein großer Teil von Zerstörungen und auch minder schweren tätlichen Übergriffen in psychiatrischen Institutionen verbleibt erfahrungsgemäß dennoch ohne rechtliche Konsequenz und wird als im Rahmen der zu behandelnden Störung auftretendes Ereignis aufgefasst. In Abhängigkeit von der Schwere des entstandenen Schadens und der psychischen Verfassung des verantwortlichen Patienten wird die Verhältnismäßigkeit einer Strafanzeige jedoch im Einzelfall abzuwägen sein (Böcker 2008). Mit einer Strafanzeige wird einem Täter (und anderen potentiellen Tätern) signalisiert, dass Gewalt und dissoziales Verhalten nicht toleriert werden. Dieses wird aktenkundig und damit ggf. auch für spätere Verfahren verwertbar. Die Schuldfähigkeit zur Tatzeit und die Prognose können so in einem geordneten und nachprüfbaren rechtsstaatlichen Verfahren geklärt werden. Auch werden damit nach innen und außen eine in der psychiatrischen Klinik gültige soziale Norm gegen Gewalt und der berechtigte Anspruch von Beschäftigten auf Schutz vor Gewalt signalisiert.

Das Problem von Strafanzeigen gegen Patienten wird in der internationalen Literatur nur selten thematisiert, ist aber grundsätzlich bekannt. Es wurde gefordert, dass psychiatrische Institutionen diesbezüglich eine klare Haltung und Verfahrensweise („policy"), ggf. sogar Leitlinien vorweisen müssten (Norko et al. 1992).

Die Anzahl von Patienten, die nach Strafanzeigen wegen Übergriffen in psychiatrischen Institutionen in die forensische Psychiatrie gelangen, ist vermutlich eher gering (Kieser u. Fähndrich 2003), wenn auch eine beträchtliche Zahl der in der forensischen Psychiatrie aufgenommenen Patienten Vorbehandlungen in der Allgemeinpsychiatrie aufweist (Hodgins u. Müller-Isberner 2004).

Eine erhebliche Einschränkung in der Praxis erlangt die Tragweite derartiger Strafanzeigen gegen häufig unfreiwillig in der Klinik befindliche Patienten durch die Rechtsprechung des BGH (BGH 1998). Der BGH stellte fest, dass eine Unterbringung nach § 63 StGB in der Regel nicht in Frage kommt, wenn der Beschuldigte „die krankheitstypischen und krankheitsbedingten Anlasstaten ... im Rahmen einer zivilrechtlichen Unterbringung begangen" hat und „Tatopfer die Angehörigen des Pflegepersonals, dem seine ihn und die Allgemeinheit schützende Betreuung obliegt" sind. Eine zunehmend breite Ausweitung dieser Rechtssprechung wirft das Problem eines faktisch eingeschränkten Rechtsschutzes gerade für Klinikmitarbeiter auf (Steinert 2008).

Good Clinical Practice

Bei Patientenübergriffen von erheblicher Schwere ist eine juristische Strafverfolgung zu prüfen. Eine solche steht im Einklang mit rechtsstaatlichen Prinzipen und ist per se nicht unethisch. Jedoch sollten kritisch sowohl die Fragen der Angemessenheit und des Schutzes der Mitarbeiter als auch die der Versorgungsverpflichtung abgewogen werden. Die Leitung einer Institution sollte klare Positionen beziehen und betroffene Mitarbeiter nicht alleine lassen, sondern mit ihnen gemeinsam eine angemessene Vorgehensweise festlegen. Die Einleitung einer Strafverfolgung darf nicht primär dem Ziel dienen, sich schwer zu behandelnder Patienten zu entledigen, indem sie in die forensische Psychiatrie transferiert werden.

9 Dokumentation und Evaluation

9.1 | Qualitätsindikatoren

In der medizinischen Versorgung besteht eine Dokumentationspflicht, die gesetzlich geregelt ist. Darüber hinaus existiert in Deutschland seit 1993 eine gesetzliche Verpflichtung zur Qualitätssicherung, die im Gesundheitsstrukturgesetz festgelegt ist. Nach § 137 SGB V müssen Krankenhäuser sich an Maßnahmen beteiligen, die sich auf die Qualität der Behandlung, der Versorgungsabläufe und der Behandlungsergebnisse erstrecken und einen Klinikvergleich ermöglichen.

Gebräuchliche Qualitätsindikatoren in der psychiatrischen Behandlung sind u. a. Entweichungen, Patientenübergriffe und Zwangsmaßnahmen wie Fixierung, Isolierung, Zwangsmedikation und Zwangseinweisung (Richter 2004). Für die Dokumentation von Fixierungen und Isolierungen kann in der Regel wegen der bekannt hohen juristischen Relevanz von einer guten Datenqualität mit hoher Reliabilität und Validität (bei ähnlichen Definitionen) ausgegangen werden. Bei Zwangsmedikationen sind die verwendeten Definitionen uneinheitlich, Vergleiche sind daher problematischer (Steinert u. Kallert 2006). Auch die Definitionen von Zwangseinweisungen sind bei unterschiedlicher Gesetzgebung in den einzelnen Bundesländern nicht ohne weiteres vergleichbar (Spengler et al. 2007). Gut dokumentiert werden gerichtliche Unterbringungen, eine Evaluation im Sinne eines Qualitätsindikators birgt aber ebenfalls weit reichende Probleme (Richter 2004, Spengler et al. 2007). Die Erfassung aggressiven Verhaltens bzw. von Patientenübergriffen ist durch eine fehlende einheitliche Definition/Operationalisierung von Aggression und Gewalt erschwert mit daraus resultierender teilweise problematischer Datenqualität (Richter 2004). Berücksichtigt werden muss auch die Gefahr von Dunkelziffern bei der Erfassung aggressiven Verhaltens (Lion et al. 1981, Steinert et al. 1995, Iverson u. Hughes 2000, Ehmann et al. 2001, Sjöström et al. 2001, De Niet et al. 2005).

9.2 │ Evaluation und Bedeutung als Qualitätsindikator

Der Vergleich der im Rahmen von stationären psychiatrischen Behandlungen durchgeführten Zwangsmaßnahmen ermöglicht bei starker Varianz in der Häufigkeit eine interne und externe Qualitätssicherung an psychiatrischen Kliniken/Abteilungen (Ketelsen et al. 2001, Ketelsen et al. 2007, Martin et al. 2007, Steinert et al. 2007).

Geeignete Qualitätsindikatoren sollten sich für interne und externe Vergleiche eignen und anschaulich und plausibel sein (Martin et al. 2007, Steinert et al. 2007). Martin et al. (2007 b) definieren vier auf Fälle (Behandlungsepisoden) bezogene Qualitätsindikatoren:
1. Anteil der von Zwangsmaßnahmen betroffenen Fälle
2. Anzahl der Zwangsmaßnahmen pro betroffenem Fall
3. Kumulative Dauer der Zwangsmaßnahmen bei einem betroffenem Fall
4. Durchschnittliche Dauer einer Zwangsmaßnahme

Eine Auswertung ist für die klinikinterne Qualitätssicherung stationsbezogen und für Klinkvergleiche und Benchmarking diagnosebezogen anzustreben (Martin et al. 2007 b).

Auch für die Erfassung und vergleichende Bewertung aggressiver Patientenübergriffe ist angesichts der oben genannten Schwierigkeiten mit unterschiedlichen Definitionen eine möglichst einheitliche Dokumentation anzustreben (s. u.). Jegliche vergleichende Evaluation sollte stets sowohl aggressive Übergriffe als auch Zwangsmaßnahmen umfassen, zumal eine Reduktion der Vorfälle in einem der beiden Bereiche zu Lasten des anderen nicht als erstrebenswertes Ziel gelten kann. Eine Zunahme von Patientenübergriffen in Verbindung mit Bemühungen um eine Reduktion von Zwangsmaßnahmen wurde beschrieben (Khadivi et al. 2004), aber auch eine Reduktion von Zwangsmaßnahmen ohne eine Zunahme von aggressiven Vorfällen nach Durchführung eines Aggressionsmanagementtrainings (Needham et al. 2004).

Für alle vergleichenden Evaluationen von aggressiven Übergriffen und Zwangsmaßnahmen, die vergleichsweise häufige Ereignisse bei psychiatrischer Behandlung mit entsprechend großen Fallzahlen darstellen, ist die Dokumentation in einer elektronischen Krankenakte, aus der eine zentral auswertbare Datenbank generiert werden kann, als wünschenswerte Lösung anzusehen. Andernfalls werden erhebliche Ressourcen für die manuelle Dateneingabe und -auswertung benötigt.

9.3 | Instrumente

❚ Erfassung aggressiven Verhaltens

Eine Vielzahl von Instrumenten wurde zur Erfassung und Quantifizierung aggressiven Verhaltens entwickelt (Steinert u. Gebhardt 1998, Steinert et al. 2000). Für die klinische Dokumentation und die Verwendung als Qualitätsindikator ist maßgeblich, dass es sich um ein validiertes und gebräuchliches Instrument handelt, das einfach, reliabel und mit geringem Zeitaufwand auszufüllen ist und die klinisch relevanten Situationen adäquat abbildet. Diesen Anforderungen genügt derzeit am besten die Staff Observation Aggression Scale (revised) SOAS-R (Nijman et al. 1999, 2005). Diese hat sich in Europa zunehmend durchgesetzt, in den USA dagegen die Modified Staff Observation Aggression Scale MOAS (Kay et al. 1988).

Auch die DGPPN-BADO sieht eine Erfassung aggressiven Verhaltens in mehreren Items vor. Nachteile sind jedoch gegenüber den genannten Instrumenten die nur kategoriale Erfassung und die vermutlich geringere Datenqualität bei einer retrospektiven Evaluation nach Ende eines stationären Aufenthalts.

❚ Erfassung von Zwangsmaßnahmen

Die verbreitet in Gebrauch befindlichen Dokumentationsformulare erfassen weitgehend ähnliche Daten. Als obligatorisch werden neben den personenbezogenen Daten (die in einer elektronischen Krankenakte automatisch zusammengeführt werden) angesehen: Anlass, Rechtsgrundlage, Art der Maßnahme, exakte Dauer. Auf diesen Daten beruht die Evaluation. Für die klinische Dokumentation können weitere Informationen wie Überwachungsmodalitäten, Intervalle der Überprüfung, Spezifika der Maßnahme, Durchführung einer Nachbesprechung usw. erfasst werden.

Good Clinical Practice

Zwangsmaßnahmen sind weitgehende Eingriffe in die Grundrechte und müssen zuverlässig und vollständig im Hinblick auf Anlass, Rechtsgrundlage, Art und Dauer der Maßnahme dokumentiert werden. Auch aggressive Übergriffe von Patienten sollten mit einer standardisierten und gebräuchlichen Dokumentation erfasst werden. Eine vergleichende Verwendung als Qualitätsindikator sollte beide Aspekte berücksichtigen und muss für eine sinnvolle Interpretation die Besonderheiten der jeweiligen klinischen Einheit in Rechnung stellen.

10 Externe/unabhängige Beratung und Kontrolle

Die Durchführung der externen – und nicht durch gerichtsinstanzliche Einzelfallprüfungen definierten – Beobachtungsprozesse der Anwendung von Zwangsmaßnahmen, wobei die Beurteilung von Angemessenheit und Rechtmäßigkeit derselben im Mittelpunkt steht, ist in der Bundesrepublik Deutschland zwei unabhängigen Autoritäten übertragen (Hegendörfer et al. 2006). Die einen sind dem parlamentarischen System eingegliedert, die Etablierung der zweiten ist in den Psychisch Kranken- bzw. Unterbringungsgesetzen der Bundesländer definiert.

10.1 | Dem parlamentarischen System eingegliederte Autoritäten

■ Enquête-Kommissionen

Innerhalb der letzten drei Jahrzehnte hat der Bundestag oder das Bundesministerium für Gesundheit drei Kommissionen eingesetzt und diesen die Aufgabe übertragen, jeweils das gesamte psychiatrische Versorgungssystem zu beurteilen. Im Einzelnen handelte es sich um: die Enquête-Kommission des Deutschen Bundestages 1975 (Deutscher Bundestag 1975), die Expertenkommission der Bundesregierung zur Reform der Versorgung im psychiatrischen und psychotherapeutisch/psychosomatischen Bereich 1988 (Bundesminister für Jugend, Familie, Frauen und Gesundheit 1988) sowie die Kommission zur Beurteilung der Situation der Psychiatrie in der ehemaligen Deutschen Demokratischen Republik (Bundesministerium für Gesundheit 1991).

Keine der Kommissionen hat detaillierte Vorschläge zur Anwendung von Zwangsmaßnahmen in psychiatrischen Versorgungseinrichtungen etabliert oder die diesbezügliche Praxis differenzierter kritisiert. Die Vorschläge zu der Thematik galten insbesondere der Etablierung von Rechtssicherheit und von zwischen den einzelnen Bundesländern vergleichbaren Regelungen in den Psychisch Kranken- bzw. Unterbringungsgesetzen; dies ist mittlerweile umgesetzt.

▌ Petitionsausschüsse der Parlamente

Sowohl der Bundestag wie auch die Parlamente der einzelnen Bundesländer haben entsprechende Gremien etabliert, an die sich jeder Bürger wenden kann, falls Menschen- oder Bürgerrechte gefährdet sind oder missachtet wurden.

10.2 | In den Psychisch Kranken- bzw. Unterbringungsgesetzen der Bundesländer definierte Autoritäten

▌ Besuchskommissionen

Mittlerweile finden sich in 12 der 16 Psychisch Kranken- bzw. Unterbringungsgesetzen der Deutschen Bundesländer (Cording u. Weig 2003, Hegendörfer et al. 2006) Festlegungen zur externen „Inspektion" psychiatrischer Versorgungseinrichtungen. Diese sind in der Regel als Besuchskommissionen definiert und multiprofessionell besetzt. Während in der Zusammensetzung aller Kommissionen (fach)ärztlich-psychiatrische und rechtliche Expertise repräsentiert ist, werden Vertreter von Betroffenen und/oder Angehörigen nur in vier Bundesländern (Mecklenburg-Vorpommern, Nordrhein-Westfalen, Schleswig-Holstein, Thüringen) im Sinne einer verbindlichen Regelung einbezogen. Die Besuche in psychiatrischen Versorgungseinrichtungen, worunter Krankenhäuser und auch Heimeinrichtungen verstanden werden, sollen in regelmäßigen Abständen (die in den gesetzlichen Festlegungen zwischen sechs Monaten und zwei Jahren schwanken) und i. d. R. unangekündigt stattfinden. Im Rahmen dieser Besuche und der dabei erfolgenden Beurteilung von Qualitätsstandards der Behandlung gilt besonderes Augenmerk der Durchführung und Dokumentation aller Zwangsmaßnahmen, um den Schutz von Patientenrechten zu gewährleisten.

Nur in einzelnen Bundesländern, insbesondere Niedersachsen und Sachsen-Anhalt, ist vorgesehen, dass die Berichte dieser Besuchskommissionen direkt dem Landesparlament zugänglich gemacht werden, z.B. in Form einer jährlichen parlamentarischen Debatte oder Fragestunde. Im Großen und Ganzen ist die Zugänglichkeit der Besuchskommissionsberichte für die Öffentlichkeit aber limitiert, und die dort festgehaltenen Problemstellungen werden nicht breit diskutiert. Insbesondere gibt es im Bereich der psychiatrischen Versorgungsanbieter kein Forum, das die Ergebnisse dieser Berichte regelmäßig und systematisch diskutiert und bewertet.

▌ Patientenfürsprecher

Ein zweites Instrument für die „externe" Inspektion ist die Ernennung von Patientenfürsprechern, die allerdings nur in fünf der 16 Psychisch Kranken- bzw. Unterbringungsgesetze der Deutschen Bundesländer festgeschrieben ist (Berlin, Nordrhein-Westfalen, Sachsen, Sachsen-Anhalt, Thüringen).

Die Verantwortung für die Ernennung liegt in der Regel bei der Ordnungs-
behörde, die für das Versorgungsgebiet der psychiatrischen Versorgungs-
einrichtung, insbesondere der psychiatrischen Krankenhäuser, zuständig
ist. In der Regel kündigen Patientenfürsprecher Präsenz- und Sprechzeiten
in den Krankenhäusern so an, dass dies allen dort behandelten Patienten
bekannt sein sollte. In diesen Zeiten können Patientenfürsprecher im Vier-
Augen-Kontakt von Patienten aufgesucht werden und nehmen deren be-
handlungsbezogene Beschwerden und Verbesserungswünsche entgegen. Patientenfürsprecher haben das Recht, alle Teile eines Krankenhauses aufzusuchen und in direkter Weise mit allen Patienten zu sprechen. Falls sie
schwerwiegendere Probleme in der Behandlungsqualität feststellen, so in-
formieren sie i.d.R. den Leiter sowie den Träger der Einrichtung und darüber hinaus auch die zuständige Besuchskommission.

Das Berliner Gesetz für psychisch Kranke (vom 17. März 1994), das sich
diesbezüglich von den Regelungen in anderen Bundesländern abhebt,
schreibt in seinem § 40 dem Patientenfürsprecher, dem in psychiatrischen
Krankenhäusern und psychiatrischen Abteilungen in einem Krankenhaus
zwei bis vier weitere sachkundige Personen zugeordnet werden, auch eine
beratende Mitwirkung bei der Gestaltung der Unterbringung zu. Zudem
unterstützen Patientenfürsprecher „die Einrichtung durch Anregungen und
Verbesserungsvorschläge, insbesondere hinsichtlich des therapeutischen
Klimas, und helfen bei der Eingliederung der Patienten nach der Entlassung und bei der Aufklärung der Öffentlichkeit über die Probleme psychisch Kranker".

10.3 | Europäisches Komitee zur Verhütung von Folter und unmenschlicher oder erniedrigender Behandlung oder Strafe (CPT)

Das beim Europarat angesiedelte Komitee besucht gemäß seinem Mandat
insbesondere Haftanstalten und psychiatrische Kliniken, um zu prüfen, wie
Personen, denen die Freiheit entzogen ist, behandelt werden und ggf. den
Staaten Verbesserungen vorzuschlagen. Die Besuche werden von Delegationen durchgeführt, die in der Regel aus zwei oder mehr CPT-Mitgliedern
bestehen, und werden von Mitgliedern des CPT-Sekretariats und ggf. von
Sachverständigen und Dolmetschern begleitet. Das gewählte Mitglied des
besuchten Landes nimmt nicht an dem Besuch teil. Die Delegationen des
CPT besuchen die Vertragsstaaten in regelmäßigen Abständen, können jedoch „Ad-hoc"-Besuche organisieren, falls notwendig. Das Komitee be-
nachrichtigt den betroffenen Staat, muss jedoch nicht genau angeben, wie
viel Zeit zwischen der Benachrichtigung und dem tatsächlichen Besuch
liegt, der in Ausnahmefällen sofort nach der Benachrichtigung erfolgen
kann. Nach der Europäischen Konvention zur Verhütung von Folter und
unmenschlicher oder erniedrigender Behandlung oder Strafe haben die De-

legationen des CPT unbeschränkten Zugang zu allen Orten, an denen sich Personen befinden, denen die Freiheit entzogen ist, einschließlich des Rechts, sich innerhalb dieser Orte ungehindert zu bewegen. Sie befragen Personen, denen die Freiheit entzogen ist, ohne Zeugen und können sich ungehindert mit jeder Person in Verbindung setzen, die ihnen sachdienliche Auskünfte geben kann. Die Empfehlungen, die das CPT, ausgehend von den bei dem Besuch festgestellten Tatsachen, abgeben kann, werden in einem Bericht zusammengefasst, der an den betroffenen Staat geschickt wird. Da Vertraulichkeit und Zusammenarbeit die wesentlichen Leitlinien des CPT darstellen, steht die Zusammenarbeit mit der nationalen Behörde im Zentrum der Konvention, tagt das Komitee unter Ausschluss der Öffentlichkeit und sind seine Berichte streng vertraulich. Veröffentlichungen der Berichte erfolgen in der Regel zusammen mit einer Stellungnahme der betreffenden Vertragspartei und sind im Internet (www.cpt.coe.int) – mit z. T. beträchtlicher Latenz zwischen Besuch und Veröffentlichung – zugänglich.

Betreffend Visitationen deutscher psychiatrischer Kliniken sind bislang (Stand: 23. 4. 2007) Berichte von drei CPT-Besuchen publiziert. Bezogen auf den allgemeinpsychiatrischen Sektor galt der Besuch 1991 (CPT-Report on the visit from 8 to 20 December 1991) zwei sächsischen Institutionen, Waldheim und Hochweitzschen, die betreffend ihrer materiellen Ausstattung, Implementierung von Behandlungsmaßnahmen und Respektierung von Patientenrechten erhebliche Kritik erfuhren. Da die Institution in Waldheim am 8. Mai 1992 geschlossen wurde und sich die Verhältnisse in den psychiatrischen Kliniken der mittlerweile grundlegend reformierten sächsischen Krankenhauslandschaft nicht mehr mit der Situation im Zeitraum unmittelbar nach der deutschen Wiedervereinigung vergleichen lassen, wird auf die Wiedergabe damals geäußerter Kritikpunkte hier verzichtet.

Im Dezember 2000 erfolgte durch das CPT nicht nur der Besuch der forensisch-psychiatrischen Einrichtungen in Straubing und Wiesloch, sondern an letztgenanntem Standort auch der Besuch einer allgemeinpsychiatrischen 25-Betten-Aufnahmestation, auf der damals 5 Patienten gemäß dem Unterbringungsgesetz Baden-Württembergs untergebracht und behandelt wurden. Die Empfehlungen des CPT (CPT-Report 12 March 2003) gingen nach dem Besuch dahin, die Fixierungspraxis in psychiatrischen Einrichtungen generell einer kritischen Analyse zu unterziehen, spezifische Register für die Durchführung dieser Maßnahmen in psychiatrischen Einrichtungen zu etablieren und Patientenfürsprecher zu ermutigen, Patienten – nicht nur auf deren Anforderung hin – regelmäßig aufzusuchen, insbesondere dann, wenn sie freiheitsbeschränkenden Maßnahmen ausgesetzt sind; zudem schreibt das CPT regelmäßigen Besuchen psychiatrischer Einrichtungen durch unabhängige externe Kommissionen beträchtliche Bedeutung zu und mahnt an, dass diese ohne Zeugen mit Patienten sprechen können, direkt Patientenbeschwerden entgegennehmen und jegliche Empfehlungen abgeben können.

Im November/Dezember 2005 wurde vom CPT neben der genannten Station in Wiesloch auch das Psychiatrische Zentrum Neustadt (612 Betten) besucht. Die vom CPT ausgesprochenen Empfehlungen (CPT-Report 18 April 2007) fokussieren in diesem Bericht vor allem auf Behandlungsmaßnahmen und -abläufe. Besonders hervorzuheben ist, dass dem Personal zu vermitteln ist, dass Gewaltanwendung bei der Beschränkung der Freiheit eines gewalttätigen/erregten Patienten sich auf das unbedingt erforderliche Maß beschränken sollte und dass jede Form von Misshandlung – einschließlich verbaler Beschimpfung – von Patienten nicht akzeptabel ist und entsprechend geahndet wird. Darüber hinaus wird angemahnt, für alle Patienten individuelle schriftliche Therapiepläne und Verlaufsberichte über die durchgeführte Therapie zu erstellen; zudem muss allen Patienten, deren Gesundheitszustand dies zulässt, ermöglicht werden, täglich mindestens eine Stunde Bewegung im Freien in der Weise zu realisieren, dass sie in vollem Umfang daraus Nutzen ziehen können. Weiterhin wird darauf hingewiesen, dass Patienten Medikamente ohne deren Einwilligung in einer Notfallsituation nur auf konkrete Anweisung hin verabreicht werden darf, die innerhalb von 24 Stunden von einem Oberarzt gegenzuzeichnen ist. Zudem sei die Ausbildung des Pflegepersonals im Hinblick auf den Umgang mit gewalttätigen/erregten Patienten (z. B. mittels Deeskalationsmethoden, ungefährlicher Sicherungs- und Zwangsmaßnahmen) zu verbessern. Ferner werden die zuständigen Behörden aufgefordert (einrichtungsunabhängige) Maßnahmen zu treffen, um alle Grundsätze und Mindestgarantien im Hinblick auf die Fixierung von Patienten sicherzustellen (siehe hierzu die Stellungnahme der Bundesregierung zu dem CPT-Bericht weiter unten). Im einzelnen handelt es sich (stichpunktartig) hierbei um: die angemessene Anwendung im Sinne einer letztmöglichen Option, die ausdrückliche und unmittelbare ärztliche Anordnung, die korrekte Verwendung des Fixierungsmaterials, die Anwendung einer Fixierung für den kürzest möglichen Zeitraum, die Durchführung außerhalb der Sichtweite anderer Personen (mit der Ausnahme von Pflege- bzw. ansonsten erforderlichem medizinischen Personal), die Dokumentation der Maßnahme in einem speziellen Register, die umfassende Information des Patienten über die Gründe der Maßnahme, die Verwendung formaler schriftlicher Guidelines zur Durchführung von Fixierungen in den die Maßnahme durchführenden Kliniken, die kontinuierliche und unmittelbare Überwachung einer fixierten Person durch ein definiertes Mitglied des Personals (im Sinne einer Sitzwache), die eine schriftliche Verlaufsdokumentation anzufertigen hat, und das Debriefing des betroffenen Patienten in möglichst kurzem Abstand nach Beendigung der Fixierung. Weiterhin ist dafür Sorge zu tragen, dass die Anwendung besonderer Maßnahmen (Isolierung, Fixierung, Verabreichung von Medikamenten ohne Einwilligung des Patienten) über verschiedene Zeitabschnitte beobachtet werden kann. An alle neu aufgenommenen Patienten (und ggf. ihre gesetzlichen Vertreter) ist eine Einführungsbroschüre zu verteilen, zudem sind die Patienten in dieser Broschüre systematisch über ihre Beschwerderechte und ihre Bedingungen für die Beschwerdeerhebung aufzuklären. Weiterhin sollen die zuständigen Behörden Maßnahmen treffen, um sicher zu stellen, dass alle psychiatrischen Einrichtungen in Deutschland regelmäßig von einer Besuchskommission oder einer anderen unabhängigen außenstehenden Stelle besucht werden. Diese Stelle sollte insbesondere befugt sein, mit den Patienten unter vier Augen zu sprechen, unmittelbar deren etwaige Beschwerden entgegen zu nehmen und erforderliche Empfehlungen zu unterbreiten. Ferner ist sicherzustellen, dass im Regelfall allen zwangsweise untergebrachten Patienten eine Abschrift der Anordnung der Unterbringung ausgehändigt wird und sie gebeten werden, eine Empfangsbestätigung zu unterschreiben.

Aus dem Kommentar der Bundesregierung zu dem CPT-Bericht (document CPT/Inf (2007) 19) sei hinsichtlich der Durchführung von Fixierungen hervorgehoben, dass diese auf ärztliche Anordnungen der jeweiligen Stationsärzte bzw. des diensthabenden Arztes, die detailliert dokumentiert werden, erfolgen. Dabei müsse der jeweils anordnende Arzt genauestens die Art der Fixierung, die Dauer der Fixierung, die Ankündigung und die Gründe der Fixierung, die Form der Fixierung, ihre Durchführung und die Zustimmung der ärztlichen Leitung dokumentieren. Dies erfolgt in eigens dafür geschaffenen Dokumentationsbögen. Bei Fixierungsmaßnahmen gelte ohne Ausnahme, dass Patienten permanent vom Pflegepersonal überwacht werden. Das Pflegepersonal ist dabei persönlich kontinuierlich anwesend. Die Kriseninterventionsräume, in denen Fixierungen erfolgen können, befinden sich nicht im Blickfeld anderer Patienten. Bezogen auf die Situation in der Allgemeinpsychiatrie wird aber auch darauf hingewiesen, dass die vom Ausschuss geforderte generelle Einzelbetreuung (Sitzwache) von fixierten Patienten aufgrund der Personalausstattung nur schwer leistbar sein und mitunter auch zu Lasten der Betreuung anderer auf Station befindlicher Patienten gehen wird.

> ### Good Clinical Practice
>
> In der psychiatrischen Versorgung von Patienten mit aggressivem Verhalten ist eine externe/unabhängige Kontrolle notwendig. Befugnisse und Kompetenzen externer/unabhängiger Beratungs- und Kontrollinstanzen/-instrumente müssen klar definiert werden und sie müssen mit ausreichenden Mitteln ausgestattet sein, um ihre Aufgaben erfüllen zu können. Darüber hinaus ist Form und Inhalt ihrer Informationspflicht gegenüber der Öffentlichkeit klar zu definieren.
>
> Parallelen bzw. Diskrepanzen zu ähnlichen Instanzen und Instrumenten anderer Länder sind systematisch zu untersuchen. Es stellt eine künftige Aufgabenstellung psychiatrischer Versorgungsforschung dar, Auswirkungen externer/unabhängiger Beratungs- und Kontrollinstanzen/-instrumente auf die Versorgungspraxis in psychiatrischen Einrichtungen mit geeigneten Studiendesigns zu untersuchen.

10.4 | Wahrung von Patientenrechten

Bei notwendigen, nicht durch Hilfen abzuwendenden Zwangsmaßnahmen sind die Patientenrechte in verbindlicher Orientierung an den juristischen Vorgaben zu wahren (siehe: Intervention: Ethische und Rechtliche Aspekte sowie Zwangseinweisung).

Interventionen mit Zwangsmaßnahmen erfolgen in einem grundsätzlich konflikthaften Raum und gefährden deshalb die Wahrung von Patientenrechten. Notwendiges professionelles Handeln zur Abwendung von Gefährdungen des Patienten oder durch den Patienten steht häufig im Widerspruch zum subjektiven Erleben des Patienten und zu seiner Einschätzung der Gefährdung in Relation zur Wahrung seiner (Menschen-)Rechte. Andererseits ist die verantwortliche Abwägung der Verhältnismäßigkeit von Zwangsmaßnahmen in nicht unbedeutendem Maß abhängig von der fachlichen und persönlichen Kompetenz und der subjektiven Situationsbewertung des oder der Professionellen und deshalb fehleranfällig.

Es ist ein Verdienst des demokratischen Deutschland, die Durchführung von Zwangsmaßnahmen im Rahmen der psychiatrischen Behandlung als ein Konfliktfeld zu sehen, in dem den Patienten auch gegenüber wohlmeinenden Interventionen Rechtsmittel an die Hand gegeben sind und in jedem Fall unabhängigen Gerichten die Letztentscheidungen obliegen.

Professionelle Helfer müssen sich auch in komplexen oder in sie gefährdenden Situationen daran orientieren. Diese Vorgabe, die durch grundlegende und ständige situationsbezogene Fortbildungsprogramme und Supervisionen bestmöglich zu gewährleisten ist, hat zugleich eine therapeutische Qualität: Der Patient wird in angemessener und notwendiger Weise ernst genommen – eine Grundvoraussetzung für die therapeutische Beziehungsgestaltung und zugleich wichtigste Vorbeugung gegen Machtmissbrauch durch unrechtmäßige wie antitherapeutische Vorgehensweisen. Das Recht auf juristische Überprüfung steht zu den therapeutischen Maßnahmen, die in dieser Leitlinie im Rahmen der Vorbereitung, der Durchführung und der Nachbearbeitung von Zwangsmaßnahmen vorgeschlagen werden, keineswegs im Widerspruch, sondern stellt für diese unter der Perspektive der grundgesetzlich verbrieften Freiheitsrechte eine unabdingbare Grundlage dar.

Patienten haben das verbriefte Recht, die Einhaltung der gesetzlichen Normen in ihrem konkreten Einzelfall rechtlich überprüfen zu lassen, soweit sie eine Maßnahme (oder einen Teil davon) als Übergriff bzw. Rechtsbruch erlebt haben. Sie sollen dazu tendenziell beraten und ermutigt werden. Die intervenierenden Professionellen sollten Wünsche bzw. bereits eingeleitete juristische Überprüfungen seitens der Patienten nicht als Ablehnung verstehen, sondern vorrangig als Ausdruck eines begrüßenswerten Selbstbehauptungswillens der Patienten – auch dann, wenn aus medizinischer Sicht die Einsichtsfähigkeit eingeschränkt ist.

Die Förderung und Sicherung des Rechts zur Überprüfung von Zwangsmaßnahmen kann als Qualitätskriterium dafür gelten, dass sich psychiatrische Einrichtungen nicht als rechtsfreier Raum verstehen. Dies gilt auch dann, wenn die gegenwärtigen Regelungen nicht als optimal anzusehen sind (Kallert et al. 2007).

Umgekehrt sind selbstverständlich auch die Rechte der Professionellen zu wahren. So können – unter Abwägung der Angemessenheit – schwere Übergriffe seitens der Patienten möglicherweise einer strafrechtlichen Beurteilung aufgrund einer Strafanzeige seitens des psychiatrischen Personals unterzogen werden (siehe: Juristische Konsequenzen).

Zur Absicherung der Rechtsposition der Patienten sind die Rechte im Gesetz über die Angelegenheiten der freiwilligen Gerichtsbarkeit (FGG) vorgesehenen Verfahrensrechte (insbesondere §§ 68 b, 69 g und 70 m) von zentraler Bedeutung (Jürgens et al. 2002); für deren Wahrnehmung kommt es auf die Geschäftsfähigkeit des Betroffenen nicht an (§ 66). Dabei ist zu berücksichtigen, dass die Hürden der juristischen Überprüfung der Wahrung von Patientenrechten hoch sind (Niveau u. Materi 2007).

Die Bundesländer haben in den Psychiatriegesetzen zur Unterbringung psychisch Kranker weitere, wenn auch z. T. uneinheitliche, rechtliche Vorkehrungen getroffen:

∎ Mehrheitlich ist die Überprüfung der Behandlung von Patienten durch Besuchskommissionen vorgeschrieben, z. T. trialogisch besetzt (was zur Qualitätssicherung besonders zu empfehlen ist) (siehe Kapitel: Externe/unabhängige Beratung und Kontrolle).

∎ Teilweise ist die Bestellung von Patientenfürsprechern (siehe Kapitel: „Externe/unabhängige Beratung und Kontrolle) oder die Kooperation mit Patientenbeschwerdestellen vorgesehen (Cording u. Weig, 2003).

Die Wahrung von Patientenrechten kann auch gefördert werden durch:

∎ eine patientengerechte Information über die Rechte als Patient. Die kürzeste Information ist die Broschüre des Dachverbandes Gemeindepsychiatrie e.V. über Patientenrechte psychisch erkrankter Menschen (Kolada 2006).

∎ In zunehmend mehr Regionen werden trägerübergreifende, regional zuständige Beschwerdestellen eingerichtet, die sich der von den Patienten als nicht sachgerecht wahrgenommenen Handlungen von professionellen Helfern annehmen. Das primäre Ziel dieser Beschwerdestellen ist die Aufklärung der differierenden Situationsbewertungen sowie die Vermeidung vergleichbarer Situationen. Dabei wird allen Beschwerden seitens der Patienten bzw. ihrer Angehörigen nachgegangen, auch wenn sie auf den ersten Blick als nicht gerechtfertigt erscheinen sollten. Die Deutsche Gesellschaft für Soziale Psychiatrie (DGSP) hat zur Beförderung dieses Aspekts zur Wahrung der Patientenrechte eine eigene Beratungsinstitution geschaffen (www.beschwerde-psychiatrie.de).

∎ Eine professionelle Aktenführung/Dokumentation und die Gewährung einer Einsichtnahme in diese Akten ist ein weiteres Element der Wahrung von Patientenrechten. Das Selbstbestimmungsrecht und die Würde des Patienten erfordern, dass ihm Dokumente, die ihn persönlich betreffen, nicht vorenthalten werden dürfen (u. a. LG Frankfurt Az.: 2-24 S

127/6). Zwar hat die Rechtsprechung die dem Patienten zustehende Einsichtnahme in die Krankenunterlagen auf objektive Befunde beschränkt und dem Arzt auch einen therapeutischen Vorbehalt (Gefährdung des Patienten durch Kenntnisnahme von Befunden) eingeräumt. In der die Psychiatrie (Maßregelvollzug) betreffenden Entscheidung hat jedoch neuerdings das Bundesverfassungsgericht (Kammerbeschluss v. 9.1.2006 2 BvR 443/02) die Einschränkungen problematisiert und das verfassungsrechlich geschützte Interesse des Patienten an der Einsichtnahme in seine Krankenunterlagen (gegenüber entgegen stehenden Rechten der Therapeuten) erheblich gestärkt. Welche Folgen sich hieraus für die weitere Rechtsentwicklung ergeben, bleibt abzuwarten. Jedenfalls sind ggf. die einer Einsichtnahme durch den Patienten entgegenstehenden Gründe ausführlich nach Art und Richtung darzulegen, und zwar auch gegenüber dem Patienten (BGHZ Band 106, S. 150) (siehe auch: Hausner u.a. 2008). Wird aus therapeutischen Gründen die Aushändigung von Teilen der Dokumentation (Daten zum körperlichen Zustand und den verordneten Medikamenten sind in jedem Falle zu übergeben) verweigert, sollte dem Patienten der Hinweis gegeben werden, dass er einen Arzt seines Vertrauens oder einen entsprechenden Mitarbeiter eines Dienstes bzw. einer Einrichtung benennen könne, der für ihn das Originaldokument einsieht und ihm die Inhalte vermittelt. Dies entspräche analog auch der Vorschrift des § 25 SGB X, der für die Sozialleistungsträger gilt. Dort ist festgelegt, dass „soweit die Akten Angaben enthalten, die die Entwicklung und Entfaltung der Persönlichkeit des Beteiligten beeinträchtigen können", der Inhalt der Akten auch durch „einen Bediensteten der Behörde vermittelt werden kann, der durch Vorbildung, sowie Lebens- und Berufserfahrung dazu geeignet und befähigt ist". Diese persönlichen Voraussetzungen erfüllen die oben angesprochenen Personen per se.

▌ Die an anderer Stelle angesprochene Behandlungsvereinbarung ist ein wesentliches Instrument auch für die Wahrung von Patientenrechten. Mit einer solchen Vereinbarung werden neben dem Mitsprache- und Entscheidungsrecht der Patienten, vorausschauend auf Situationen begrenzter Entscheidungsfähigkeit, zentrale Grundrechte gewahrt.

Immer wieder zu beobachtende mehr oder weniger organisierte Versuche, die Psychiatrie durch juristische Überprüfungen von Zwangsmaßnahmen in Misskredit zu bringen (u.a. seitens der Scientology) sollten durch die positive Bewertung der Ermöglichung und Unterstützung juristischer Schritte in konkreten Einzelfällen gegenstandslos gemacht werden, indem die Psychiatrie durchgehend für die notwendige Transparenz ihres Vorgehens in diesem sensiblen Feld sorgt. Dies gelingt am ehesten dann, wenn die psychiatrischen Professionellen den Patienten (und ihren Bezugspersonen) respektvoll, zuwendend „auf gleicher Augenhöhe" begegnen, wenn sie für die Indikationsstellung und Durchführung von Zwangsmaßnahmen gut qualifiziert sind, wenn sie Zwangsmaßnahmen in jedem Fall mit den Patienten nachbearbeiten und sich selbstverständlich möglichen Beschwerden und ggfs. auch einer juristischen Überprüfung stellen.

Good Clinical Practice

Die Möglichkeiten juristischer Überprüfungen sind ein wesentliches Instrument zur Wahrung der Patientenrechte und sollten im Umgang mit den Patienten grundsätzlich unterstützt werden.

11 Sondervotum

■ Persönliche Stellungnahme von Klaus Laupichler

Ich kenne die Psychiatrie seit 1965 von innen, als Angehöriger und Patient. Ich sehe die Entwicklung der Psychiatrie als Betroffenenvertreter und lange Zeit als Verantwortlicher einer württembergischen Selbsthilfegruppe und Bewohnerdelegierter sehr kritisch. Trotz aller Bedenken hielt ich es für wichtig, auch aus den eigenen Widersprüchlichkeiten heraus, an dieser Leitlinie mitzuarbeiten. Es ist eine Leitlinie von Professionellen für die Psychiatrie und das heißt, dass ich einige Passagen nicht mittragen kann. Aber ich halte eine Leitlinie „Aggressives Verhalten" in der Psychiatrie für besonders wichtig, für einen weiteren Weg zu einer menschlichen und hilfreichen psychiatrischen Versorgung.

Klaus Laupichler

12 Kurzversion

3 | Einführung

■ Ziele der Leitlinie

Ziel dieser Behandlungsleitlinie ist es, Empfehlungen zu Diagnose und Therapie von aggressivem Verhalten auf der Basis aktueller wissenschaftlicher Erkenntnisse und guter Versorgungspraxis zur Verfügung zu stellen. Es soll damit die Grundlage geschaffen werden, Zwangsmaßnahmen und Zwangsunterbringungen zu reduzieren oder zu vermeiden. Falls deren Anwendung unumgänglich ist, ist die Menschenwürde zu wahren und Rechtssicherheit zu gewährleisten. Interventionen sind so kurz und so wenig eingreifend wie möglich zu halten und psychische oder physische Traumata zu vermeiden.

■ Zielgruppen der Leitlinie

Zielgruppen der vorliegenden Leitlinie sind:
- die in der Versorgung psychisch Kranker Tätigen (Psychiater, Nervenärzte, Allgemeinärzte, klinische Psychologen, ärztliche und psychologische Psychotherapeuten, Sozialarbeiter, Krankenpflegepersonal, Ergotherapeuten etc.)
- im Rahmen einer psychischen Störung mit aggressivem Verhalten auffällig werdende Erwachsene und Menschen aus deren Umfeld.

4 | Methoden der Leitlinie

▌ Auftraggeber und Finanzierung der vorliegenden Leitlinie

Die hier vorliegende Leitlinie wurde als S2-Leitlinie im Auftrag der Deutschen Gesellschaft für Psychiatrie, Psychotherapie und Nervenheilkunde (DGPPN) erarbeitet.

Evidenzkriterien und Empfehlungsgrade

I a: Meta-Analyse, die mindestens drei randomisierte kontrollierte Studien zusammenfasst.

I b: Meta-Analyse, die mindestens eine oder weniger als drei randomisierte kontrollierte Studien zusammenfasst.

II a: Meta-Analyse, die mindestens eine nicht-randomisierte kontrollierte Studie mit methodisch hochwertigem Design zusammenfasst.

II b: Meta-Analyse, die mindestens eine quasi-experimentelle Studie mit methodisch hochwertigem Design zusammenfasst.

III: Meta-Analyse, die mindestens eine nicht-experimentelle deskriptive Studie (Vergleichsstudie, Korrelationsstudie, Fallserien) zusammenfasst.

IV: Bericht/Empfehlungen von Expertenkomitees, klinische Erfahrungen anerkannter Autoritäten.

Empfehlungsstärke

Grad A: Eine Behandlungsmethode erhält die Empfehlungsstärke A, wenn zu der Methode Studien der Kategorie I a oder I b vorliegen.

Grad B: Eine Behandlungsmethode erhält die Empfehlungsstärke B, wenn zu der Methode Studien der Kategorie II a, II b oder III vorliegen. (Wenn eine Studie der Kategorie I vorliegt, aus der die Empfehlung für eine Methode extrapoliert werden muss, dann erhält sie ebenfalls die Empfehlungsstärke B)

Grad C: Eine Behandlungsmethode erhält die Empfehlungsstärke C, wenn zu der Methode Studien der Kategorie IV vorliegen. (Wenn Studien der Kategorie II a, II b oder III vorliegen, aus der die Empfehlung für eine Methode extrapoliert werden muss, dann erhält sie ebenfalls die Empfehlungsstärke C)

5 │ Allgemeine Aspekte

▌ Diagnostik

Aggressives Verhalten kann bei zahlreichen psychischen Störungen vorkommen. In Fällen mit zunächst unklarer Diagnose ist vor allem eine Ausschlussdiagnostik der seltenen, aber potentiell lebensbedrohlichen körperlichen Ursachen erforderlich. Ansonsten sind die wichtigsten diagnostischen Maßnahmen, die bereits in der Notfallsituation erfolgen können, Fremdanamnese und orientierende psychopathologische Befunderhebung. Instrumente zur kurz- bis mittelfristigen Vorhersage aggressiven Verhaltens während einer stationären Behandlung haben bisher nur begrenzt Einzug in die klinische Praxis gefunden. Die Qualität der Vorhersagen übertrifft die intuitiven Einschätzungen erfahrener Kliniker nicht, eine standardisierte Diagnostik kann aber zur Sicherstellung frühzeitiger Interventionen hilfreich sein.

▌ Epidemiologie

Tätlich-aggressives Verhalten gegen Klinikmitarbeiter wird bei ca. 2% aller psychiatrischen Aufnahmen in Deutschland beobachtet, aggressives Verhalten unter Einschluss von Sachbeschädigung und verbalen Aggressionen bei ca. 8%. Der beste Prädiktor ist eine Vorgeschichte aggressiven Verhaltens. Alter, Geschlecht und Diagnose sind als Prädiktoren nicht konsistent belegt. Die Schwere der psychopathologischen Symptomatik spielt eine Rolle, die Bedeutung einzelner Symptome ist weniger gut gesichert. Zahlreichen situativen und Umgebungseinflüssen kommt ebenfalls erhebliche Bedeutung zu. Freiheitseinschränkende Zwangsmaßnahmen wie Fixierung oder Isolierung werden neben einer Pharmakotherapie als Sicherheitsmaßnahme bei aggressivem Verhalten eingesetzt. Betroffen von solchen Maßnahmen sind ca. 8% der in psychiatrischen Kliniken behandelten Patienten, wobei die Hauptrisikogruppe allerdings demente Patienten darstellen, bei denen mechanische Sicherungsmaßnahmen in erster Linie zur Verhinderung von Stürzen zur Anwendung kommen.

5.3 Aggressives Verhalten in psychiatrischen Einrichtungen: Entstehung, Eskalation und Deeskalation

Good Clinical Practice
Psychiatrische Einrichtungen schulen ihre MitarbeiterInnen über Ursachen und Formen aggressiven Verhalten und bieten Trainings an, um die Beschäftigten für Risikosituationen mit den notwendigen Optionen zur Vermeidung und ggf. zur Bewältigung aggressiver Situationen auszustatten und den PatientInnen eine optimale Sicherheit bei der Anwendung von unter Umständen unvermeidlichen Zwangsmaßnahmen zu bieten.

6 | Prävention und allgemeine Rahmenbedingungen

6.1 Sozialpolitische und ökonomische Voraussetzungen von Gewaltprävention

Eine patientenorientierte, zeitgemäße und humane Psychiatrie ist ohne eine personelle, bauliche und materielle Ausstattung, die den gesamtgesellschaftlichen Lebensverhältnissen angemessen ist, nicht denkbar. Dies betrifft den stationären und den komplementären und ambulanten Bereich gleichermaßen. Psychisch Kranke müssen durch die sozialrechtliche Verankerung ihrer Leistungsansprüche Zugang zu Hilfen und Versorgungsleistungen in solchem Maße erhalten, dass ihnen ein würdiges Leben in der Gesellschaft möglich ist und sie an deren Gestaltungsmöglichkeiten partizipieren können.

6.2 Institutionelle Voraussetzungen von Gewaltprävention

Empfehlungsgrad B

Geschlechtliche Mischung auf psychiatrischen Stationen und administrative Verteilung anstelle von Konzentration von Patienten mit erhöhtem Gewaltrisiko senken die Inzidenz aggressiver Vorfälle. Ein Missverhältnis zwischen Belegung einer Einrichtung und zur Verfügung stehendem Raumangebot kann aggressive Eskalationen begünstigen und sollte daher vermieden werden. Eine Politik der weitgehenden Öffnung von Stationen kann die Häufigkeit aggressiver Vorfälle reduzieren. Klare und transparente Strukturen auf psychiatrischen Stationen gehen mit geringerer Inzidenz aggressiver Vorfälle einher.

Good Clinical Practice

Eine geeignete Gestaltung der räumlichen Bedingungen und der organisatorischen Abläufe in psychiatrischen Institutionen kann maßgeblich zur Vermeidung von Gewalt und Aggression beitragen. Dabei sind die Wahrung der Intimsphäre und die Respektierung der Bedürfnisse der Nutzer nach Selbstbestimmung, Information und Transparenz von hoher Bedeutung. Die geschlechtsspezifischen Belange und Verletzlichkeiten bedürfen stets besonderer Beachtung.

6.3 Beziehung und Pflege

Good Clinical Practice

Wechselseitiger Respekt und Achtung der Würde des anderen sind zentrale Aspekte der Beziehungsgestaltung in psychiatrischen Einrichtungen, die zugleich in hohem Maße Gewalt-präventiv wirken.

Empfehlungsgrad C

▌ **Intensive Betreuung/Beobachtung.** Klar beschriebene Vorgehensweisen zur Beobachtung und Beziehungsgestaltung in aggressiven Krisen tragen sowohl zur Reduktion von Risiken als auch zur Verbesserung der Betreuungs- und Behandlungssituation bei. Voraussetzung dafür ist, dass die durchführenden Mitarbeiter über die entsprechenden Kompetenzen verfügen und diese regelmäßig aktualisieren. Die Übernahme der intensiven Betreuung durch eine einzelne Person sollte zeitlich begrenzt werden auf nicht mehr als zwei Stunden ohne Unterbrechung. Bei der Durchführung intensiver Beobachtung und Betreuung muss immer berücksichtigt werden, dass dies von betroffenen Patienten als sehr belastend, einschränkend und entwürdigend erlebt werden kann. Daher müssen die Gründe und Abläufe dem Patienten immer und auch wiederholt erklärt werden.

6.4 Nutzerbeteiligung

Good Clinical Practice

Der Nutzerbeteiligung wird in den letzten Jahren zunehmend mehr Bedeutung beigemessen. Die Umsetzung in den verschiedenen Regionen scheint jedoch stark zu differieren. Es konnten keine kontrollierten Studien identifiziert werden, die den Zusammenhang zwischen Nutzerbeteiligung und aggressivem Verhalten untersuchten. Wichtige Kooperationsprojekte zwischen Nutzern und Institutionen im Hinblick auf Zwang und Gewalt in der Psychiatrie könnten beispielsweise Entwicklung und Evaluation von Behandlungsvereinbarungen oder Standards zu Zwangsmaßnahmen sein. Gewaltpräventiv wirksam könnten zudem die Beteiligung von Nutzern an der Planung von Baumaßnahmen und bei der Durchführung von Antistigmakampagnen, sowie der Austausch im Rahmen von Trialog-Foren sein.

6.5 Behandlungsvereinbarungen

Empfehlungsgrad B

Behandlungsvereinbarungen sind geeignet, die vertrauensvolle Zusammenarbeit zwischen Behandlern und Patienten zu verbessern. Zwangsmaßnahmen im Kontext von Wiederaufnahmen können dadurch möglicherweise verhindert, verkürzt oder erträglicher gestaltet werden. Welche Patientengruppen Behandlungsvereinbarungen wünschen und davon profitieren, ist noch weitgehend unklar.

Good Clinical Practice

Behandlungsvereinbarungen sollten eine Verpflichtungserklärung seitens der Klinik enthalten und enthalten typischerweise Absprachen zu folgenden Gesichtspunkten: Einschaltung einer externen Vertrauensperson, Informationsweitergabe, zuständige Station und dort bekannte Vertrauenspersonen, hilfreiche/nicht gewünschte Medikamente, Deeskalationsmaßnahmen vor Zwangsmaßnahmen, ggf. Festlegung der subjektiv am wenigsten belastenden Form von Zwangsmaßnahmen, Regelung familiärer und sozialer Angelegenheiten.

6.6 Die Sicht von Psychose-erfahrenen Menschen und deren Angehörigen

Good Clinical Practice

Aus Sicht der Psychiatrie-Erfahrenen und ihrer Familien läge der bedeutsamste Beitrag zur Reduzierung von Gewalt und Aggression in der flächendeckenden Sicherstellung der hier beschriebenen Funktion einer niederschwelligen, aufsuchend-ambulanten „Einmischung" in Situationen unterhalb der Krisenschwelle.

Good Clinical Practice

Psychiatrie-Erfahrene und Angehörige begrüßen alle Initiativen und Maßnahmen, die der Entstehung eines Milieus dienen, in dem Patienten weniger geneigt sind, ihre Bedürfnisse bzw. ihre Empfindungen über aggressives Verhalten auszudrücken. Anti-Aggressions- und Deeskalationstrainings sind ein Teil solcher Maßnahmen. Trialogisch besetzte Qualitätszirkel, die sich die Entwicklung aggressionsvermeidender Milieus vornehmen, sind besonders zu empfehlen.

6.7 Ethnische Minoritäten

Evidenzgrad B

Aggressives Verhalten tritt bei Patienten aus ethnischen Minderheiten oder mit Migrationshintergrund im Vergleich zu deutschen Patienten gleich häufig oder eher seltener auf.

Good Clinical Practice

Interkulturelle und sprachliche Kompetenzen von Mitarbeiterinnen und Mitarbeitern sollten genutzt werden. In Regionen mit hohem Anteil von Migrantinnen und Migranten empfiehlt es sich, MitarbeiterInnen mit Migrationshintergrund und entsprechenden Sprachkenntnissen zu beschäftigen.

6.8 Geschlechtsspezifische Aspekte

Good Clinical Practice

Hinsichtlich der Wahrscheinlichkeit aggressiven Verhaltens in psychiatrischen Institutionen und der Wahrscheinlichkeit, Zwangsmaßnahmen zu erleiden, können keine sicheren geschlechtsspezifischen Risiken festgestellt werden. Frauen tragen jedoch allgemein ein deutlich höheres Risiko sexueller Traumatisierungen, nicht nur bei stationärer Behandlung, sondern generell (Lifetime-Prävalenz). Dies manifestiert sich in einer erheblichen Prävalenz sexueller Traumatisierungen bei psychisch kranken Patientinnen. Diesem Aspekt muss bei Maßnahmen gegen den Willen der Betroffenen, insbesondere Zwangsmaßnahmen, in besonderem Maße Rechnung getragen werden. Besonders sorgfältige Überlegungen mit einer entsprechenden zurückhaltenden Abwägung von Sicherheitserfordernissen und möglichen Traumatisierungen sind bei Maßnahmen des Entkleidens vor Interventionen wie z.B. Isolierung und bei intramuskulären Injektionen erforderlich. Auch die Einstellung von Mitarbeitern zu Zwangsmaßnahmen kann geschlechtsspezifische Besonderheiten aufweisen, die wahrgenommen und ggf. kritisch reflektiert werden sollten.

7 | Aus-, Fort- und Weiterbildung

Empfehlungsgrad B

Trotz der (z.T. vermutlich methodisch bedingten) widersprüchlichen Studienergebnisse kann die Durchführung von Trainingsprogrammen zum Aggressionsmanagement in psychiatrischen Einrichtungen empfohlen werden. Wenngleich ein *gemessener* Rückgang bei aggressiven Vorfällen und ihren Konsequenzen nicht zwingend erwartet werden kann, sind vor allem positive Effekte auf das aggressionsrelevante Wissen sowie auf die Zuversicht der MitarbeiterInnen, aggressive Situationen beherrschen zu können, zu erwarten.

> **Good Clinical Practice**
>
> Obwohl keine vergleichenden Studien über die Komponenten (Deeskalation, Körpertechniken, Kombinationen) von Trainingsprogrammen für MitarbeiterInnen vorliegen, sollten Techniken vermittelt werden, die den MitarbeiterInnen in jeder Phase des Umgangs mit aggressivem Verhalten erfolgversprechende Optionen bieten. Das heißt, dass ausschließlich trainierte Deeskalationstechniken oder ausschließlich trainierte körperliche Techniken nicht zu empfehlen sind. Eine Kombination von Deeskalationstechniken mit Abwehrtechniken und sicheren Interventionen zur Durchführung von Zwangsmaßnahmen ist dagegen zu empfehlen. Darüber hinaus ist eine Anpassung der Trainingsmaßnahmen an die Erfordernisse der zu behandelnden Patientengruppe sowie der jeweiligen Einrichtung unabdingbar. Weiterhin sollten die Trainingsmaßnahmen gut in die Organisation der Einrichtung eingebettet sein. Ein isoliertes Trainingsprogramm, das nicht mit der Einrichtungsleitung sowie den sonstigen organisatorischen Abläufen abgestimmt ist, erscheint wenig zweckdienlich.

8 | Intervention

8.1 Allgemeine Aspekte

8.1.1. Ethische Grundlagen

> **Good Clinical Practice**
>
> Psychiatrisch Tätigen sollte in der Konfrontation mit aggressiven Verhaltensweisen der Doppelcharakter psychiatrischen Handelns mit Aspekten sowohl der Behandlung als auch der Sicherung bewusst sein; sie sollten bedenken, dass Zwangsmaßnahmen zu schweren psychischen Folgen führen können. Ein euphemistischer und verschleiernder Sprachgebrauch nützt weder den Betroffenen noch der Behandlung. Entscheidungen über Maßnahmen gegen den Willen von Patienten bedürfen sorgfältiger ethischer Klärungen:
>
> - Liegt eine psychische Erkrankung vor, die die freie Willensbestimmung beeinträchtigt?
> - Sind die beabsichtigten Maßnahmen verhältnismäßig im Hinblick auf das angestrebte Ziel der Schadensvermeidung (ggf. sind dabei auch die Schutzbedürfnisse Dritter in Rechnung zu stellen)?
> - Welche Form der Anwendung von Zwang ist am wenigsten eingreifend in das Selbstbestimmungsrecht und die Menschenwürde des Betroffenen, wenn Alternativen nicht realisierbar sind?
>
> Wenn aus medizinischer Sicht Alternativen bestehen, auch zwischen verschiedenen Formen der Ausübung von Zwang, sollte versucht werden, die Meinung des/der Betroffenen zu ergründen und die Maßnahmen soweit möglich danach auszurichten.

8.1.2 Rechtliche Grundlagen

Good Clinical Practice
Die Unterbringung und die Durchführung freiheitsbeschränkender Maßnahmen und medikamentöser Zwangsbehandlung dürfen nur auf der Grundlage des geltenden Rechts erfolgen. Ist eine dieser Maßnahmen im Rahmen eines rechtfertigenden Notstandes durchgeführt worden, muss umgehend bei Fortbestehen der Gefahrenlage eine richterliche Ermächtigung eingeholt werden.

8.2 Zwangseinweisung

Empfehlungsgrad C
Bislang gibt es *keine* wissenschaftlichen Belege dafür, dass die beschriebenen Maßnahmen und Verhaltensweisen sich auf einzelnen patientenbezogenen Outcome-Ebenen eines unfreiwilligen psychiatrischen Klinikaufenthaltes niederschlagen oder die Häufigkeit solcher Aufenthalte minimieren. Aktuell besteht in der Literatur Konsens darüber, dass nur komplexe Maßnahmenbündel, die von gesundheitspolitischen Vorgaben über Trainingsmaßnahmen für Personal und ausführliche Dokumentation bis hin zu kontinuierlicher Evaluation und Feedback von bzw. über solche komplexe Prozesse reichen, geeignet sind, solche Effekte zu erzielen.

8.3 Deeskalationsmaßnahmen in aggressiven Krisensituationen

Good Clinical Practice
Deeskalationstechniken sollten allen Mitarbeitern psychiatrischer Einrichtungen bekannt sein und darüber hinaus sollten sie im Rahmen von Aggressionsmanagement-Trainings geschult und eingeübt werden.

8.4. Pharmakologische Interventionen

8.4.1 Indikation

Good Clinical Practice

Eine medikamentöse Zwangsbehandlung darf nur auf klarer rechtlicher Grundlage erfolgen. Eine auf den Einzelfall bezogene Abwägung von Nutzen und potenziellem Schaden ist erforderlich. Die Äußerungen von Patienten, z. B. in Behandlungsvereinbarungen (siehe Kapitel 6.5), ggf. auch von Angehörigen, sollten soweit als möglich berücksichtigt werden. Auch bei notwendiger Zwangsbehandlung sollten dem Patienten verbleibende Entscheidungsmöglichkeiten mit Alternativen angeboten werden, z. B. hinsichtlich Substanzwahl und Applikationsart. Die Wahl der Applikationsform (oral vs. intramuskulär vs. intravenös) soll nicht nur medizinische, sondern auch ethische Aspekte berücksichtigen. Entkleiden unter Zwang sollte dabei nach Möglichkeit vermieden werden. Die Bemühungen der psychiatrisch Tätigen sollten dahin gehen, die Würde des Patienten in derartigen Situationen in größtmöglichem Ausmaß zu wahren.

8.4.2 Behandlung des aggressiven Erregungszustandes: Substanzwahl

---

Empfehlungsgrad A

Haloperidol, Lorazepam, Flunitrazepam, Midazolam, Olanzapin, Ziprasidon und Zuclopenthixolacetat sind bei parenteraler Verabreichung wirksam in der Behandlung akuter aggressiver Erregungszustände.

Empfehlungsgrad C

Es ist nicht gesichert, ob mit einer Kombination von Haloperidol mit Promethazin oder Lorazepam eine schnellere Wirkung erzielt werden kann als mit entsprechend höher dosierten Einzelsubstanzen. Andere Kombinationen wurden nicht systematisch untersucht. Auf Grund klinischer Erfahrung wird bei psychotischen Erregungszuständen die alleinige Verordnung eines Benzodiazepins ohne zusätzliche Verordnung eines Antipsychotikums nicht empfohlen.

In Studien wurden vorwiegend intramuskuläre Applikationsformen untersucht. Es gibt jedoch keine Evidenz, die bei Einhaltung der notwendigen Sicherheitsanforderungen und Zubereitungshinweise gegen eine intravenöse Applikationsform der hierfür zugelassenen Substanzen spricht.

> **Good Clinical Practice**
>
> Obwohl kaum Studien zur Akutbehandlung aggressiver Erregungszuständen mit oral eingenommener Medikation vorliegen, sollte eine solche bei gegebenem Einverständnis des Patienten bevorzugt werden. Dazu werden schnell resorbierbare Antipsychotika und Benzodiazepine empfohlen.
>
> Bei aggressiven Erregungszuständen vor dem Hintergrund von Intoxikationen mit Alkohol, Mischintoxikationen, Intoxikation mit unbekannten Substanzen oder diagnostisch unklaren Zustandsbildern ist besondere Zurückhaltung gegenüber einer sedierenden Medikation und intensive Überwachung angezeigt. Vergleichsweise sicher ist bei zwingender Indikation einer pharmakologischen Intervention Haloperidol.

8.4.3 Agitation und Aggression bei demenziellen Erkrankungen

> **Empfehlungsstärke A**
>
> Aggressives Verhalten bei Demenzkranken kann, wenn erhebliche Gefährdungen resultieren und nicht-pharmakologische Interventionen nicht zum Erfolg führen, mit Antipsychotika behandelt werden. Am besten untersucht sind Risperidon und Olanzapin. Die Initial-Dosierung beträgt etwa 25-50% der gültigen Empfehlungen für die Akutbehandlung von psychotischen Erkrankungen. Die Angaben zur Maximal-Dosierung für Demenzkranke sind lückenhaft. Die Behandlung geht mit einem erhöhten Risiko vielfältiger unerwünschter Nebenwirkungen und einer statistisch leicht erhöhten Mortalität einher. Für einen längerfristigen Nutzen gibt es keine Belege. Eine Behandlung sollte daher unter sorgfältiger Risikoabwägung und möglichst kurz erfolgen.

> **Empfehlungsstärke C**
>
> In der Praxis kommen häufig auch zahlreiche sedierende Substanzen zur Behandlung aggressiven Verhaltens bei Demenzkranken zur Anwendung. Deren Nutzen-Risiko-Verhältnis ist nur ungenügend untersucht, jedoch ist auch bei diesen Substanzen ein erhebliches Nebenwirkungspotential zu erwarten.

8.4.4 Prophylaktische Pharmakotherapie aggressiven Verhaltens

> **Empfehlungsgrad A**
>
> Antipsychotika, Antidepressiva, Stimmungsstabilisierer und Betablocker zeigen in klinischen Studien Hinweise auf eine mäßige antiaggressive Wirkung bei zahlreichen psychiatrischen Störungsbildern.

Empfehlungsgrad C

Die Indikationsstellung zu einer antiaggressiven Pharmakotherapie sollte in erster Linie auf eine Behandlung der psychiatrischen Grunderkrankung zielen und bei einer augmentativen Pharmakotherapie die Gefährdungen durch aggressives Verhalten, die typischen substanzeigenen Nebenwirkungen und die weiteren Umstände der Behandlung (z. B. Adherence) abwägend einbeziehen. Auf Grund der vorliegenden Evidenz sind differenzielle spezifische Substanzempfehlungen nicht möglich, die Entscheidung muss ärztlich unter Einbeziehung aller Aspekte der Situation und des Krankheitsverlaufs individuell getroffen werden.

8.5 Freiheitsbeschränkende Maßnahmen

8.5.2 Allgemeine Aspekte freiheitseinschränkender Maßnahmen

Good Clinical Practice

Freiheitseinschränkende Zwangsmaßnahmen dürfen nur als Intervention der letzten Wahl auf ärztliche Anordnung von geschulten Mitarbeitern durchgeführt werden, wenn zuvor alle Deeskalationsversuche erfolglos blieben. Der Grundsatz der Verhältnismäßigkeit zwischen dem Anlass und der Zwangsmaßnahme muss sorgfältig abgewogen werden. Die Dauer ist so kurz als möglich zu halten, eine Beendigung ist regelmäßig zu überprüfen. Ein angemessener zwischenmenschlicher Kontakt ist sicherzustellen.

8.5.3 Wirksamkeit, Sicherheit und Differenzialindikation

Empfehlungsgrad B

Es gibt Hinweise, dass sich das Ausmaß an subjektiver Beeinträchtigung durch Zwangsmaßnahmen zwischen Isolierung und Fixierung nicht unterscheidet.

Good Clinical Practice

Zwangsmaßnahmen können bei Anwendung einer in speziellen Schulungen erlernten Technik und unter kontinuierlicher bzw. sehr engmaschiger Überwachung dazu beitragen, die Auswirkungen selbst- und fremdgefährdenden Verhaltens zu begrenzen und gelten, sofern Vorsichtmaßnahmen getroffen werden, als sichere Interventionen. Die Präferenz der Patienten sollte vor Durchführung einer Zwangsmaßnahme erfragt werden und nach Möglichkeit diesem Wunsch auch entsprochen werden, ggf. auch unter Bezugnahme auf bestehende Behandlungsvereinbarungen. Zudem müssen interindividuell erfahrungsgemäß sehr unterschiedliche Erlebnisweisen, Bedürfnisse und Ängste berücksichtigt werden. Psychiatrische Einrichtungen sollten die Möglichkeit vorhalten, verschiedene Formen freiheitsbeschränkender Maßnahmen durchzuführen, um ggf. auf die Präferenz von Patienten reagieren zu können.

WHO-Empfehlung

Fixierung und Isolierung sind erlaubt, wenn sie die einzigen Möglichkeiten sind, unmittelbaren oder drohenden Schaden von der Person selbst oder anderen abzuwenden und sollten dann nur für die kürzest notwendige Dauer genutzt werden. Während Zwangsmaßnahmen muss es einen aktiven und persönlichen Kontakt mit den Betroffenen geben. Die Gesetzgebung muss sicherstellen, dass Fixierung und Isolierung nur als Interventionen der letzten Wahl genutzt werden, wenn alle anderen Möglichkeiten, um Schaden von den Betroffenen selbst oder Dritten abzuwenden, fehlgeschlagen sind. Der Gebrauch von Isolierung und Fixierung als eine Form der Bestrafung muss abgeschafft werden. Zwangsmaßnahmen sollen nicht länger dauern als das Zeitintervall, das für diesen Zweck unbedingt nötig ist (WHO 2005, Übersetzung durch die Autoren).

8.5.4 Durchführung und menschenwürdige Gestaltung

Good Clinical Practice

▍ **Einleitung einer Zwangsmaßnahme.** Fast bei jeder Zwangsmaßnahme besteht unmittelbar vor der Durchführung ein gewisser Handlungsspielraum, um über die Art der Zwangsmaßnahme (Festhalten, Fixierung, Isolierung, Zwangsmedikation) zu entscheiden. Es sollte diejenige Zwangsmaßnahme durchgeführt werden, die der Patient am wenigsten eingreifend erlebt. Diese kann direkt vor Durchführung erfragt werden oder ist möglicherweise im Rahmen einer Behandlungsvereinbarung oder einer Nachbesprechung bei einer früheren Zwangsmaßnahme festgelegt worden. Generell sollten das Auftreten der Mitarbeiter und die Kommunikation mit dem Betroffenen von Respekt vor der Person, Einfühlung in dessen Situation und dem Bemühen um eine faire Behandlung geprägt sein. Eine Aufklärung über beabsichtigte Maßnahmen ist erforderlich und es sollte stets versucht werden, die Kooperationsbereitschaft des Betroffenen wieder zu gewinnen.

▍ **Anordnung.** Die Anordnung darf nur vom zuständigen Arzt aufgrund eigener Urteilsbildung am Kranken erfolgen und muss schriftlich dokumentiert werden. Erfolgt die Zwangsmaßnahme im Rahmen von Notwehr, Gefahr im Verzug oder eines rechtfertigenden Notstandes ohne vorherige ärztliche Anordnung, ist eine ärztliche Überprüfung der Zwangsmaßnahme so rasch als möglich nachzuholen. Die weitere Notwendigkeit der Zwangsmaßnahme muss möglichst engmaschig überprüft werden.

▌**Überwältigung.** Hinsichtlich des konkreten Vorgehens bei der Überwältigung von Patienten wird auf die Deeskalationstrainings und Schulungsmaßnahmen verwiesen. Einer menschenwürdigen Gestaltung der Maßnahme ist ein hoher Stellenwert einzuräumen.

Das Entfernen persönlicher, auch potentiell gefährlicher Gegenstände (Schmuck etc.) ist nur zu vertreten, wenn medizinische oder Sicherheitsaspekte dies zwingend erforderlich scheinen lassen. Für das Entkleiden von Patienten und Patientinnen gilt derselbe Grundsatz. Zusätzlich ist hierbei die Gefahr einer Re-Traumatisierung bei sexuell traumatisierten Patientinnen zu berücksichtigen und Alternativen sind anzubieten (z.B. kontinuierliche persönliche Überwachung durch Mitarbeiterinnen).

Einzelheiten des Vorgehens bei der Durchführung von Zwangsmaßnahmen im Hinblick auf Sicherheitsaspekte sowie der Überwachung während der Maßnahme sollten in institutionsinternen Richtlinien oder Pflegestandards verbindlich geregelt sein und regelmäßig geschult werden. Bezüglich Fixierung wird es als erforderlich angesehen, dass eine kontinuierliche 1:1-Überwachung mit persönlichem Kontakt für die Dauer der Maßnahme gewährleistet ist. Auch bei Isolierung ist eine engmaschige Überwachung unverzichtbar.

8.5.5 Nachbesprechung von aggressivem Verhalten und Zwangsmaßnahmen

Good Clinical Practice

Eine Nachbesprechung von aggressiven Vorfällen und Zwangsmaßnahmen erfolgt abhängig vom Befinden des Patienten zeitnah möglichst gemeinsam mit pflegerischer Bezugsperson und zuständigem Therapeuten. Die Gesprächsinhalte und getroffene Absprachen werden in der Patientenakte dokumentiert und in der Behandlungsplanung, auch bei Wiederaufnahmen, berücksichtigt. Bei schwerwiegenden Vorfällen wird eine Patientenrunde durchgeführt. Mitpatienten, die durch den Vorfall stark belastet sind, werden Einzelgespräche angeboten.

8.5.6 Nachbetreuung für von Patientenübergriffen betroffene Mitarbeiter

Good Clinical Practice

Psychiatrische Einrichtungen sollten eine systematische Nachsorge für von Patientenübergriffen betroffene MitarbeiterInnen sicherstellen, die auf die Prävention psychischer Belastungen zielt.

8.5.7 Juristische Konsequenzen

Good Clinical Practice

Bei Patientenübergriffen von erheblicher Schwere ist eine juristische Strafverfolgung zu prüfen. Eine solche steht im Einklang mit rechtsstaatlichen Prinzipen und ist per se nicht unethisch. Jedoch sollten kritisch sowohl die Fragen der Angemessenheit und des Schutzes der Mitarbeiter als auch die der Versorgungsverpflichtung abgewogen werden. Die Leitung einer Institution sollte klare Positionen beziehen und betroffene Mitarbeiter nicht alleine lassen, sondern mit ihnen gemeinsam eine angemessene Vorgehensweise festlegen. Die Einleitung einer Strafverfolgung darf nicht primär dem Ziel dienen, sich schwer zu behandelnder Patienten zu entledigen, indem sie in die forensische Psychiatrie transferiert werden.

9 │ Dokumentation und Evaluation

Good Clinical Practice

Zwangsmaßnahmen sind weitgehende Eingriffe in die Grundrechte und müssen zuverlässig und vollständig im Hinblick auf Anlass, Rechtsgrundlage, Art und Dauer der Maßnahme dokumentiert werden. Auch aggressive Übergriffe von Patienten sollten mit einer standardisierten und gebräuchlichen Dokumentation erfasst werden. Eine vergleichende Verwendung als Qualitätsindikator sollte beide Aspekte berücksichtigen und muss für eine sinnvolle Interpretation die Besonderheiten der jeweiligen klinischen Einheit in Rechnung stellen.

10 │ Externe/unabhängige Beratung und Kontrolle

Good Clinical Practice

In der psychiatrischen Versorgung von Patienten mit aggressivem Verhalten ist eine externe/unabhängige Kontrolle notwendig. Befugnisse und Kompetenzen externer/unabhängiger Beratungs- und Kontrollinstanzen/-instrumente müssen klar definiert werden und sie müssen mit ausreichenden Mitteln ausgestattet sein, um ihre Aufgaben erfüllen zu können. Darüber hinaus ist Form und Inhalt ihrer Informationspflicht gegenüber der Öffentlichkeit klar zu definieren.

Parallelen bzw. Diskrepanzen zu ähnlichen Instanzen und Instrumenten anderer Länder sind systematisch zu untersuchen. Es stellt eine künftige Aufgabenstellung psychiatrischer Versorgungsforschung dar, Auswirkungen externer/unabhängiger Beratungs- und Kontrollinstanzen/-instrumente auf die Versorgungspraxis in psychiatrischen Einrichtungen mit geeigneten Studiendesigns zu untersuchen.

10.4 Wahrung von Patientenrechten

Good Clinical Practice

Die Möglichkeiten juristischer Überprüfungen sind ein wesentliches Instrument zur Wahrung der Patientenrechte und sollten im Umgang mit den Patienten grundsätzlich unterstützt werden.

Literaturverzeichnis

1. Abderhalden C, Hahn S, Bonner YDB, Galeazzi GM: Users' Perceptions and Views on Violence and Coercion in Mental Health. In: Richter D, Whittington R (Hrsg.) Violence in Mental Health Settings: Causes, Consequences, Management. New York, Springer, 2006, S 69–92
2. Abderhalden C, Needham I, Dassen T, Halfens R, Haug HJ, Fischer J: Predicting inpatient violence using an extended version of the Brøset-Violence-Checklist: instrument development and clinical application. BMC Psychiatry 2006; 25:6–17
3. AHCPR, Acute Pain Management: Operative or Medical Procedures and Trauma Clinical Practice Guideline No. 1., in AHCPR Publication No. 92-0032: February, 1992
4. Alexander J, Tharyan P, Adams CE, John T, Mol C, Philip J: Rapid tranquilisation of violent or agitateds patients in a psychiatric emergency setting: a pragmatic randomised trial of intramuscular Lorazepam versus haloperidol plus promethazin. British Journal of Psychiatry 2004; 185:63–69
5. Alexopoulos GS, Jeste DV, Chung H, Carpenter D, Ross R, Docherty JP: The expert consensus guideline series. Treatment of dementia and its behavioural disturbances. Introduction: methods, commentary and summary. Postgraduate Medicine 2005; Spec. No.: 6–22
6. Allan ER, Alpert M, Sison CE, et al.: Adjunctive nadolol in the treatment of acutely aggressive schizophrenic patients. Journal of Clinical Psychiatry 1996; 57:455–459
7. Allen D, McDonald L, Dunn C, Doyle T: Changing care staff approaches to the prevention and management of aggressive behaviour in a residential treatment unit for persons with mental retardation and challenging behaviour. Research in Developmental Disabilities 1997; 18:101–112
8. Allen D, Tynan H: Responding to aggressive behavior: Impact of training on staff members' knowledge and confidence. Mental Retardation 2000; 38:97–104
9. Allen MH, Currier GW, Hughes DH, Docherty JP, Carpenter D, Ross R: Treatment of behavioral emergencies: a summary of the expert consensus guidelines. Journal of psychiatric practice 2003; 9:16–38
10. Allen MH, Currier GW: Use of restraints and pharmacotherapy in academic psychiatric emergency services. General Hospital Psychiatry 2004; 26:42–49
11. Almvik R, Woods P: Predicting violence using the Broset Violence Checklist (BVC). International Journal of Psychiatric Nursing Research 1999; 4:498–505
12. Alpert JE, Spillmann MK: Psychotherapeutic approaches to aggressive and violent patients. Psychiatric Clinics of North America 1997; 20:453–472
13. Alpert M, Allan ER, Citrome L, et al.: A double-blind, placebo-controlled study of adjunctive nadolol in the management of violent psychiatric patients. Psychopharmacological Bulletin 1990; 26:367–371

14. American Psychiatric Association, Steering Committee on Practice Guidelines, McIntyre JS, Charles SC: Treating schizophrenia. A quick reference guide. 2004; http//www.psych.org/psych_pract/treatg/quick_ref_guide/Schizophrenia_ QRG.pdf

15. American Psychiatric Association, Work Group on Schizophrenia, Lehmann AF, Lieberman JA, Dixon LB, et al.: Practice Guidelines for the treatment of patients with schizophrenia. Second edition, 2004

16. Amering M, Stastjy P, Hopper K: Psychiatric advance directives – qualitative study of informed deliberations by mental health service users. British Journal of Psychiatry 2005; 186:247–252

17. Anderl-Dollwa B, Breitmaier J, Elsner S, Kunz-Sommer B, Winkler I: Leitlinien für den Umgang mit Zwangsmaßnahmen. Psychiatrische Pflege 2005; 11:100– 102

18. Angermeyer MC, Cooper B, BG L: Mental disorder and violence: Results of epidemiological studies in the era of de-institutionalization. Social Psychiatry and Psychiatric Epidemiology 1998; 33:S1–S6

19. Angermeyer MC, Schulze B: Psychisch Kranke – eine Gefahr? Psychiatrische Praxis 1998; 25:211–220

20. Applebaum PS: Seclusion and restraint: Congress reacts to reports of abuse. Psychiatric Services 1999; 50:881–885

21. Baker PA, Bissmire D: A pilot study of the use of physical intervention in the crisis management of people with intellectual disabilities who present challenging behaviour. Journal of Applied Research in Intellectual Disabilities 2000; 13:38–45

22. Ballard C, Waite J, Birks J: Atypical antipsychotics for aggression and psychosis in Alzheimer's disease. Cochrane Database of Systematic Reviews 2006; Issue 1. Art. No.: CD003476. DOI: 10.1002/14651858.CD003476.pub2.

23. Barak Y, Mazeh D, Plopski I, Baruch Y: Intramuscular ziprasidone treatment of acute psychotic agitation in elderly patients with schizophrenia. American Journal of Geriatric Psychiatry 2006; 14:629–633

24. Battaglia J MS, Rush J, Kang J, Mendoza R, Leedom L, Dubin W, McGlynn C, Goodman L: Haloperidol, lorazepam, or both for psychotic agitation? A multicenter, prospective, double-blind, emergency department study. The American Journal of Emergency Medicine 1997; 15:335–340

25. Battaglia J: Pharmacological management of acute agitation. Drugs 2005; 65: 1207–1222

26. Bebbington PE, Bhugra D, Brugha T, Singleton N, Farrell M, Jenkins R, Lewis G, Meltzer H: Psychosis, victimisation and childhood disadvantage: evidence from the second British National Survey of Psychiatric Morbidity. British Journal of Psychiatry 2004; 185:220–226

27. Beck JC, White KA, Gage B: Emergency psychiatric assessment of violence. American Journal of Psychiatry 1991; 148:1562–1565

28. Beech B, Leather P: Evaluating a management of aggression unit for student nurses. Journal of Advanced Nursing 2003; 44:603–612

29. Belgamwar RB, Fenton M: Olanzapine IM or velotab for acutely disturbed/agitated people with suspected serious mental illnesses. Cochrane Database of Systematic Reviews 2005; Issue 2. Art. No.: CD003729. DOI: 10.1002/14651858.CD003729.pub2.

30. Bergk J, Steinert T: Einstellungen und Einschätzungen von Mitarbeitern psychiatrischer Aufnahmestationen zu Zwangsmaßnahmen. Nervenarzt 2006; 77: S423

31. Berkowitz L: Aggression: Causes, Consequences and Control. New York, McGraw Hill, 1993
32. Bieniek SA, Ownby RL, Penalver A, Domingues RA: A double-blinded study of lorazepam versus the combination of haloperidol and lorazepam in managing agitation. Pharmacotherapy 1998; 18:57–62
33. Binder RI: The use of seclusion and restraint on an inpatient crisis intervention unit. Hospital and Community Psychiatry 1979; 30:266–269
34. Binder RI, McCoy SM: A study of patients' attitudes toward placement in seclusion. Hospital and Community Psychiatry 1983; 34:1052–1054
35. Binder Rl, Mc Niel DE: The relationship of gender to violent behavior in acutely disturbed psychiatric patients. Journal of Clinical Psychiatry 1990; 51:110–114
36. Bitter I, Czobor P, Dossenbach M, Volavka J: Effectiveness of clozapine, olanzapine, quetiapine, risperidone and haloperidol monotherapy in reducing hostile and aggressive behaviour in outpatients treated for schizophrenia: a prospective naturalistic study (IC-Soho). European Psychiatry 2005; 20:403–408
37. Bjorkdahl A, Olsson D, Palmstierna T: Nurses' short-term prediction of violence in acute psychiatric intensive care. Acta Psychiatrica Scandinavica 2006; 113: 224–229
38. Bloch S, Green SA: An ethical framework for psychiatry. British Journal of Psychiatry 2006; 188:7
39. Bock T, Naber D: Antistigmakampagne von unten an Schulen – Erfahrungen der Initiative „Irre menschlich Hamburg". Psychiatrische Praxis 2003; 30:402–408
40. Bonner G, Lowe T, Rawcliffe D, Wellman N: Trauma for all: a pilot study of the subjective experience of physical restraint for mental health inpatients and staff in the UK. Journal of Psychiatric and Mental Health Nursing 2002; 9:465–473
41. Bornstein PE: The use of restraints on a gerneral psychiatric unit. Journal of Clinical Psychiatry 1985; 46:175–178
42. Bowers L, Nijman H, Palmstierna T, Crowhurst N: Issues in the measurement of violent incidents and the introduction of a new scale: the 'attacks' (attempted and actual assault scale). Acta Psychiatrica Scandinavica 2002; 106:106–109
43. Bowers L, Alexander J, Simpson A, Ryan C, Carr-Walker P: Cultures of psychiatry and the professional socialization process: the case of containment methods for disturbed patients. Nurse Education Today 2004; 24:435–442
44. Bowers L, Douzenis A, Galeazzi GM, et al.: Disruptive and dangerous behaviour by patients on acute psychiatric wards in three European centres. Social Psychiatry and Psychiatric Epidemiology 2005; 40:822–828
45. Bowers L, Nijman H, Allan T, Simpson A, Warren J, Turner L: Prevention and management of aggression training and violent incidents on U.K. acute psychiatric wards. Psychiatric Services 2006; 57:1022–1026
46. Böcker FM: Klinik als rechtsfreier Raum? Strafrechtliche und zivilrechtliche Aspekte von Rechtsverstößen psychiatrischer Patienten. Psychiatrische Praxis 2008; 35:44–46
47. Böker W, Häfner H: Gewalttaten Geistesgestörter. Eine psychiatrisch-epidemiologische Untersuchung in der Bundesrepublik Deutschland. Berlin, Springer, 1973
48. Breakwell GM: Aggression bewältigen: Umgang mit Gewalttätigkeit in Klinik, Schule und Sozialarbeit. Bern, Huber, 1998
49. Breier A, Meehan K, Birkett M, David S, Ferchland I, Sutton V, Taylor C, et al.: A double-blind, placebo-controlled dose-response comparison of intramuscular

olanzapine and haloperidol in the treatment of acute agitation in schizophrenia. Archives of General Psychiatry 2002; 59:441–444

50. Brockmann A, Hammann A: Psychiatrie-Erfahrung als Berufskompetenz. Die Mitarbeit von Psychiatrie-Erfahrenen im psychosozialen System. Hochschule Bremen, Fachbereich Sozialwesen, Studiengang Soziale Arbeit. Bremen, 2006

51. Bulik CM, Prescott CA, Kendler KS: Features of childhood sexual abuse and the development of psychiatric and substance use disorders. British Journal of Psychiatry 2001; 179:444–449

52. Bundesgerichtshof: Anlasstaten im Rahmen einer zivilrechtlichen Unterbringung. Urteil vom 22.10.1998 – 4 StR 354/97. Neue Zeitschrift für Strafrecht 1998; 18(8):405

53. Bundesministerium für Jugend, Familie, Frauen und Gesundheit: Empfehlungen der Expertenkommission der Bundesregierung zur Reform der Versorgung im psychiatrischen und psychotherapeutisch/psychosomatischen Bereich auf der Grundlage des Modellprogramms Psychiatrie der Bundesregierung. Bonn, 1988

54. Bundesministerium für Jugend, Familie, Frauen und Gesundheit: Zur Lage der Psychiatrie in der ehemaligen DDR – Bestandsaufnahme und Empfehlungen – Gutachten, 1991

55. Bundesministerium für Jugend, Familie, Frauen und Gesundheit: Empfehlungen der Expertenkommission der Bundesregierung zur Reform der Versorgung im psychiatrischen und psychotherapeutisch/psychosomatischen Bereich auf der Grundlage des Modellprogramms Psychiatrie der Bundesregierung. Bonn, 1998

56. Bundesregierung Deutschland: Stellungnahme der Bundesregierung zu den Empfehlungen, Kommentaren und Auskunftsersuchen des Europäischen Ausschusses zur Verhütung von Folter und unmenschlicher oder erniedrigender Behandlung oder Strafe (CPT) anlässlich seines Besuchs vom 20. November bis 2. Dezember 2005

57. Deutscher Bundestag: Bericht über die Lage der Psychiatrie in der Bundesrepublik Deutschland – Zur psychiatrischen und psychotherapeutisch/psychosomatischen Versorgung der Bevölkerung. Bonn-Bad Godesberg, Verlag Dr. Heger, 1975

58. Bush AB, Shore MF: Seclusion and restraint. A review of recent literature. Harvard Review of Psychiatry 2000; 8:261–270

59. Byrt R, Lomas C, Gardiner G, Lewis D: Working with women in secure environments. Journal of Psychosocial Nursing and Mental Health Services 2001; 39: 42–50

60. Calabro K, Mackey TA, Williams S: Evaluation of training designed to prevent and manage patient violence. Issues of Mental Health Nursing 2002; 23:3–15

61. Caldwell MF: Incidence of PTSD Among Staff Victims of Patient Violence. Hospital and Community Psychiatry 1992; 43:838–839

62. Campbell M, Small AM, Green WH, Jennings SJ, Perry R, Bennett WG, Anderson L: Behavioral efficacy of haloperidol and lithium carbonate. A comparison in hospitalized aggressive children with conduct disorder. Archives of General Psychiatry 1984; 41:650–656

63. Campbell M, Adams PB, Small AM, Kafantaris V, Silva RR, Shell J, Perry R, Overall JE: Lithium in hospitalized aggressive children with conduct disorder: a double-blind and placebo-controlled study. Journal of the American Academy of Child and Adolescent Psychiatry 1995; 34:445–453

64. Cannon ME, Sprivulis P, McCarthy J: Restraint practices in Australasian emergency departments. The Australian and New Zealand Journal of Psychiatry 2001; 35:464–467

65. Carmel H, Hunter M: Compliance with training in managing assaultive behavior and injuries from inpatient violence. Hospital and Community Psychiatry 1990; 41:558–560

66. Carpenter MD, Hannon VR, McCleery G, Wanderling JA: Variations in seclusion and restraint practices by hospital location. Hospital and Community Psychiatry 1988; 39:418–423

67. Cashin A: Seclusion: the quest to determine effectiveness. Journal of Psychosocial Nursing and Mental Health Services 1996; 34:17–21

68. Caspi N, Modai I, Barak P, et al.: Pindolol augementation in aggressive schizophrenic patients: a double-blind crossover randomized study. International Clinical Psychopharmacology 2001; 16:111–115

69. Cheung P, Schweitzer I, Tuckwell V, Crowley KC: A Prospective Study of Assaults on Staff by Psychiatric in-patients. Medicine, Science, and the Law 1997; 37:46–52

70. Citrome L, Volavka J, Czobor P, et al.: Effects of clozapine, olanzapine, risperidone and haloperidol on hostility among patients with schizophrenia. Psychiatric Services 2001; 52:1510–1514

71. Citrome L, Volavka J, Czobor P, Brook S, Loebel A, Mandel FS: Efficacy of ziprasidone against hostility in schizophrenia: Post hoc analysis of randomized, open-label study data. Journal of Clinical Psychiatry 2006; 67:638–642

72. Colenda CC, Hamer RM: Antecedents and interventions for aggressive behavior of patients at a geropsychiatric state hospital. Hospital and Community Psychiatry 1991; 42:287–292

73. Colton D: Checklist for assessing your organization's readiness for reducing seclusion and restraint. Staunton: Commonwealth Center for Children and Adolescence. 2004 (http//rccp.cornell.edu/pdfs/SR%20Checklist%201-Colton.pdf).)

74. Cooper C: Patient Suicide and Assault. Their Impact on Psychiatric Hospital Staff. Journal of Psychosocial Nursing and Mental Health Services 1995; 33:26–29

75. Cording C, Weig W: Zwischen Zwang und Fürsorge. Die Psychiatriegesetze der deutschen Länder. Baden-Baden, Deutscher Wissenschafts-Verlag, 2003

76. Council of Europe Steering Committee on Bioethics Working Party on Psychiatry: White paper on the protection of human rights and dignity of people suffering from mental disorder, especially those placed as involuntary patients in psychiatric establishments. Strasbourg, 2000

77. Cowin L, Davies R, Estall G, Berlin T, Fitzgerald M, Hoot S: De-escalating aggression and violence in the mental health setting. International Journal of Mental Health Nursing 2003; 12:64–73

78. Coyne A: Sollten Patienten, die Mitarbeiter angreifen, strafrechtlich verfolgt werden? Psychiatrische Pflege 2003; 9:254–260

79. Crenshaw WB, Cane KA: An updated national survey on seclusion and restraint. Psychiatric Services 1997; 48:395–397

80. Croker K, Cummings AL: Nurses' reactions to physical assault by their patients. Canadian Journal of Nursing Research 1995; 27:81–93

81. Curie CG: SAMHSA's commitment to eliminating the use of seclusion and restraint. Psychiatric Services 2005; 56:1139–1140

82. Currier GW, Chou JC, Feifel D, Bossie CA, Turkoz I, Mahmoud RA, Gharabawi GM: Acute treatment of psychotic agitation: A randomized comparison of oral treatment with risperidone and lorazepam versus intramuscular treatment with haloperidol and lorazepam. Journal of Clinical Psychiatry 2004; 65:386–394

83. Darves-Bornoz JM, Lempérière T, Degiovanni A, Gaillard P: Sexual Victimization in Women with schizophrenia and bipolar disorder. Social Psychiatry and Psychiatric Epidemiology 1995; 30:78–84

84. Davies S, Thornicroft G, Leese M, et al.: Ethnic differences in risk of compulsory psychiatric admissions among representative cases of psychosis in London. British Medical Journal 1996; 312:533–537

85. de Niet GJ, Hutschemaekers GJ, Lendemeijer BH: Is the reducing effect of the Staff Observation Aggression Scale owing to a learning effect? An explorative study. Journal of Psychiatric and Mental Health Nursing 2005; 12:687–694

86. Dean K, Moran P, Fahy T, Tyrer P, Leese M, Creed F, Burns T, Murray R, Walsh E: Predictors of violent victimization amongst those with psychosis. Acta Psychiatrica Scandinavica 2007; 116:345–353

87. Deb S, Crownshaw T: The role of pharmacotherapy in the management of behaviour disorders in traumatic brain injury patients. Brain Injury 2004; 18:1–31

88. Deutsche Gesellschaft für Psychiatrie, Psychotherapie und Nervenheilkunde: Behandlungsleitlinie Schizophrenie. Darmstadt, Steinkopff Verlag, 2006

89. Dietz A, Pörksen N, Voelzke W: Behandlungsvereinbarungen. Vertrauensbildende Maßnahmen in der Akutpsychiatrie. Bonn, Psychiatrie Verlag, 1998

90. Donovan A, Plant R, Peller A, et al.: Two-year trends in the use of seclusion and restraint among psychiatrically hospitalized youths. Psychiatric Services 2003; 54:987–993

91. Dorevitch A, Katz N, Zemishlany Z, Aizenberg D, Weizman A: Intramuscular flunitrazepam versus intramuscular haloperidol in the emergency treatment of aggressive psychotic behavior. American Journal of Psychiatry 1999; 156:142–144

92. Duxbury J: An evaluation of staff and patient views of and strategies employed to manage inpatient aggression and violence on one mental health unit: a pluralistic design. Journal of Psychiatric and Mental Health Nursing 2002; 9:325–337

93. Duxbury J, Björkdahl A, Johnson S: Ward culture and atmosphere. In: Richter D, Whittington R (Eds.) Violence in Mental Health Settings: Causes, Consequences, Management. New York: Springer, 2006, pp. 273–291

94. Dyer C: Unjustified seclusion of psychiatric patients is breach of human rights. British Medical Journal 2003:327–383

95. Eckert R, Willems H: Eskalation und Deeskalation sozialer Konflikte: Der Weg in die Gewalt. In: Heitmeyer W, Hogan J (Hrsg.) Internationales Handbuch der Gewaltforschung. Wiesbaden, Westdeutscher Verlag, 2002, S 1457–1480

96. Ehmann TS, Smith GN, Yamamoto A, McCarthy N, Ross D, Au T, Flynn SW, Altman S, Honer WG: Violence in treatment resistant psychotic inpatients. Journal of Nervous and Mental Disease 2001; 189:716–721

97. Ekman P: Facial expression and emotion. American Psychologist 1993; 48: 384–392

98. El-Badri SM, Mellsop G: A study of the use of seclusion in an acute psychiatric service. The Australian and New Zealand Journal of Psychiatry 2002; 36:399–403

99. Engberg M: Use of compulsory measures in psychiatry after introduction of the new psychiatric law. Ugeskrift for Laeger 1992; 154:1818–1822

100. Eriksson KI, Westrin CG: Coercive measures in psychiatric care. Reports and reactions of patients and other people involved. Acta Psychiatrica Scandinavia 1995; 92:225–230

101. European Committee for the Prevention of Torture, Inhuman or Degrading Treatment or Punishment: The CPT standards. „Substantive" sections of the CPT's general reports. Strasbourg, 2004

102. European Committee for the Prevention of Torture, Inhuman or Degrading Treatment or Punishment: Report to the Government of the Federal Republic of Germany on the visit to Germany carried out by the European Committee for the Prevention of Torture Inhuman or Degrading Treatment or Punishment from 8 to 20 December 1991. Strasbourg, 1991

103. European Committee for the Prevention of Torture, Inhuman or Degrading Treatment or Punishment: Report to the German Government on the visit to Germany carried out by the European Committee for the Prevention of Torture, Inhuman or Degrading Treatment or Punishment from 3 to 15 December 2000. Strasbourg, 2003

104. European Committee for the Prevention of Torture, Inhuman or Degrading Treatment or Punishment: Report to the German Government on the visit to Germany carried out by the European Committee for the Prevention of Torture, Inhuman or Degrading Treatment or Punishment from 20 November to 2 December 2005. Strasbourg, 2007

105. Evers W, Tomic W, Brouwers A: Aggressive behaviour and burnout among staff of homes for elderly. International Journal of Mental Health Nursing 2002; 11:2–9

106. Farnham FR, Kennedy HG: Acute excited states and sudden death. British Medical Journal 1997; 315:1107–1108

107. Fähndrich E, Kempf M, Kieser C, Schütze S: Die Angehörigenvisite (AV) als Teil des Routineangebotes einer Abteilung für Psychiatrie und Psychotherapie am Allgemeinkrankenhaus. Psychiatrische Praxis 2001; 28:115–117

108. Feldt KS, Ryden MB: Aggressive behavior: Educating nursing assistants. Journal of Gerontological Nursing 1992; 18:3–12

109. Findorff-Dennis MJ, McGovern PM, Bull M, Hung J: Work related assaults: The impact on victims. Official Journal of the American Association of Occupational Health Nurses (AAOHN) 1999; 47:456–465

110. Finzel M, Schmidmeier R, Fric M, Widauer M, Laux G: Aggressionen psychiatrischer Patienten – Erste Ergebnisse einer standardisierten Dokumentation des BZK Gabersee. Psychiatrische Praxis 2003; 30:196–199

111. Fisher WA: Restraint and seclusion: a review of the literature. American Journal of Psychiatry 1994; 151:1585–1591

112. Fitzwater EL, Gates DM: Testing an intervention to reduce assaults on nursing assistants in nursing homes: a pilot study. Geriatric Nursing 2002; 23:18–23

113. Flaherty JA, Meagher R: Measuring racial bias in inpatient treatment. American Journal of Psychiatry 1980; 137:679–682

114. Flannery RB, Fulton P, Tausch J, DeLoffi AY: A program to help staff cope with psychological sequelae of assaults by patients. Hospital and Community Psychiatry 1991; 42:935–938

115. Flannery RB: The employee victim of violence: Recognizing the impact of untreated psychological trauma. American Journal of Alzheimer's Disease and other Dementias 2001; 16:230–233

116. Forquer Sl, Earle KA, Way BB, Banks SM: Predictors of the use of restraint and seclusion in public psychiatric hospitals. Administration and Policy in Mental Health and Mental Health Services Research 2005; 23:527–532

117. Forster PL, Cavness C, Phelps MA: Staff training decreases use of seclusion and restraint in an acute psychiatric setting. Archives of Psychiatric Nursing 1999; 13:269–271

118. Foster S, Kessel J, Berman ME, Simpson GE: Efficacy of lorazepam and haloperidol for rapid tranquillisation in a psychiatric emergency room setting. International Clinical Psychopharmacology 1997; 12:175–179

119. Fricke R: Nutzerbeteiligung in Psychiatrieplanungsprozessen: Planung einer psychiatrischen Abteilung im Kreis Herford. In BPE-Rundbrief 4, 2005

120. Frueh BC, Buckley TC, Cusack KJ, et al.: Cognitive-behavioral treatment for PTSD among people with severe mental illness: a proposed treatment model. Journal of Psychiatric Practice 2004; 10:26–38

121. Frueh BC, Knapp R, Cusack K, Grubaugh A, Sauvageot JA, Cousins VC, Eunsil Y, Robins CS, Monnier J, Hiers TG: Patients' reports of traumatic or harmful experiences within the psychiatric setting. Psychiatric Services 2005; 56:1123–1133

122. Fuchs JM: Kontrollierter Umgang mit physischer Gewalt und Aggression in der Psychiatrie? Bericht über ein Praxisseminar. In: Sauter D, Richter D (Hrsg.) Gewalt in der psychiatrischen Pflege. Bern, Huber, 1998, S 59–72

123. Gallop R, McCay E., Guha M, Khan P: The experience of hospitalization and restraint of women who have a history of childhood sexual abuse. Health Care Women International 1999; 20:401–416

124. Garza-Trevino ES, Hollister LE, Overall JE, Alexander WF: Efficacy of combinations of intramuscular antipsychotics and sedative-hypnotics for control of psychotic agitation. American Journal of Psychiatry 1989; 146:1598–1601

125. Gebhardt RP, Wiebe C, Schmidt-Michel PO, Steinert T: Der Patienten-Fremd-aggressionsindex (PFI): Entwicklung eines Messinstruments zur Quantifizierung fremdaggressiven Verhaltens bei retrospektiver Datenerhebung. Krankenhauspsychiatrie 1997; 8:51–55

126. Gebhardt RP, Steinert T: Should severely disturbed psychiatric patients be distributed or concentrated in specialized wards? An empirical study on the effects of hospital organization on ward atmosphere, aggressive behavior, and sexual molestation. European Psychiatry 1999; 14:291–297

127. Gebhardt RP, Radtke M: Vergleich der Stationsatmosphäre zwischen drei Spezialstationen für alkoholkranke, schizophrene und depressive Patienten und einer diagnostisch gemischten Satellitenstation. Psychiatrische Praxis 2003; 30: 192–198

128. Gerberich SG, Church TR, McGovern PM, Hansen HE, Nachreiner N, Geisser M, Ryan A, Mongin S, Watt G: An epidemiological study of the magnitude and consequences of work related violence: the Minnesota Nurses' Study. Occupational and Environmental Medicine 2004; 61:495–503

129. Gerlock A, Solomon HC: Factors associated with the seclusion of psychiatric patients. Perspectives in Psychiatric Care 1983; 21:46–53

130. Gertz B: Training for prevention of assaultive behavior in a psychiatric setting. Hospital and Community Psychiatry 1980; 31:628–630

131. Gesundheitsministerkonferenz der Länder: Psychiatrie in Deutschland – Strukturen, Leistungen, Perspektiven. 2007; www.lpk-bw.de/archiv/news2007/pdf/070803_gmk_psychiatrie_bericht_2007.pdf

132. Gibson RC, Fenton M, da Silva F, Coutinho E, Campbell C: Zuclopenthixol acetate for acute schizophrenia and similar serious mental illnesses. Cochrane Database of Systematic Reviews 2004; Issue 3. Art. No.: CD000525. DOI: 10.1002/14651858.CD000525.pub2.

133. Gilles D, Beck A, McCloud A, Rathbone J: Benzodiazepines alone or in combination with antipsychotic drugs for acute psychosis. Cochrane Database of Systematic Reviews 2005; Issue 4. Art. No.: CD003079. DOI: 10.1002/14651858.CD003079.pub2.

134. Goedhard LE, Stolker JJ, Eibert R, Heerdink ER, Nijman H, Olivier B, Egberts T: Pharmacotherapy for the Treatment of Aggressive Behaviour in General

Adult Psychiatry: A Systematic Review. Journal of Clinical Psychiatry 2006; 67:1013–1024

135. Goffmann E: Asyle. Über die soziale Situation psychiatrischer Patienten und anderer Insassen. Frankfurt, Suhrkamp, 1972

136. Goodman LA, Salyers MP, Mueser KT, Rosenberg SD, Swartz M, Essock SM, Osher FC, Butterfield MI, Swanson J: Recent Victimization in Women and Men With Severe Mental Illness: Prevalence and Correlates. Journal of Traumatic Stress 2001; 14:615–632

137. Greco KE, Tune LE, Brown FW, Van Horn WA: A retrospective study of the safety of intramuscular Ziprasidone in agitated elderly patients. Journal of Clinical Psychiatry 2005; 66:928–929

138. Grube M: Ethnisch-nationale Zugehörigkeit und Aggressivität – „Matched pair"-Untersuchung an einer akutpsychiatrischen Inanspruchnahmepopulation. Psychiatrische Praxis 2004; 31:11–15

139. Gudjonsson GH, Rabe-Hesketh S, Szmukler G: Management of psychiatric inpatient violence: patient ethnicity and use of medication, restraint and seclusion. British Journal of Psychiatry 2004; 184:258–262

140. Gutheil TG: Observations on the theoretical bases for seclusion of the psychiatric inpatient. American Journal of Psychiatry 1978; 135:325–328

141. Hagan BF, Sayers D: When caring leaves bruises: The effects of staff education on resident aggression. Journal of Gerontological Nursing 1995; 21:7–16

142. Haller E, Mc Niel DE, Binder RL: Impact of a smoking ban on a locked psychiatric unit. Journal of Clinical Psychiatry 1997; 58:179

143. Hamann J, Leucht S, Kissling W: Shared decision making in psychiatry. Acta psychiatrica Scandinavica 2003; 107:403–409

144. Hamann J, Loh A, Kasper J, Neuner B, Spies C, Kissling W, Härter M, Heesen C: Partizipative Entscheidungsfindung Implikationen des Modells des „Shared Decision Making" für Psychiatrie und Neurologie. Nervenarzt 2005; 77:1071–1078

145. Hamilton BE, Manias E: Rethinking nurses' observations: Psychiatric nursing skills and invisibility in an acute inpatient setting. Social Science and Medicine 2007; 65:331–343

146. Hammill K, McEvoy JP, Koral H, Schneider N: Seclusion: inside looking out. Nursing Times 1986; 83:38–39

147. Harris GT, Rice ME, Preston DL: Staff and patient perceptions of the least restrictive alternatives for the short term control of disturbed behaviour. Journal of Psychiatry and Law 1989; 17:239–263

148. Hausner C, Hajak G, Spießl H: Krankenunterlagen. Wer darf Einsicht nehmen? Deutsches Ärzteblatt 2008; 1/2:A27–A29

149. Häfner H: Psychiatrische Morbidität von Gastarbeitern in Mannheim. Epidemiologische Analyse einer Inanspruchnahmepopulation. Nervenarzt 1980; 51:672–683

150. Healy D, Herxheimer A, Menkes D: Antidepressants and violence: Problems at the interface of medicine and law. PLoS Medicine 2006; 3:e372

151. Hegendörfer G, Glöckner M, Kallert TW: Chapter 5: Legal Report – Germany. In: Kallert TW, Torres-Gonzalez F (Eds.) Legislation on Coercive Mental Health Care in Europe. Legal Documents and Comparative Assessment of Twelve European Countries. Berlin Bern Bruxelles Frankfurt/M New York Oxford Wien, Peter Lang Europäischer Verlag der Wissenschaften, 2006, pp. 83–137

152. Held T, Der Bundesminister für Gesundheit, et al.: Modellprojekt „Schizophrenie-behandlung in der Familie". Baden-Baden, 1993

153. Helmchen H: Die Deklaration von Madrid. Nervenarzt 1998; 69:454–455

154. Hem E, Steen O, Opjordsmoen S: Thrombosis associated with physical restraints. Acta Psychiatrica Scandinavica 2001; 103:73–75

155. Henderson C, Flood C, Leese M, Thornicroft G, Sutherby K, Szmukler G: Effect of joint crisis plans on use of compulsory treatment in psychiatry: single blind randomised controlled trial. British Medical Journal 2004; 329:136–140

156. Herrera JM, Lawson WB: Effects of consultation on the ward atmosphere in a state psychiatric hospital. Psychological Report 1987; 60:423–428

157. Herrmann N, Lactot KL: Atypical antipsychotics for neuropsychiatric symptoms of dementia: malignant or maligned? Drug Safety 2006; 29:833–843

158. Hodgins S, Müller-Isberner R: Preventing crime by people with schizophrenic disorders: the role of psychiatric services. British Journal of Psychiatry 2004; 185:245–250

159. Hodgkinson PE, Mc Ivor L, Phillips M: Patient assaults on staff in a psychiatric hospital. A two-year retrospective study. Medicine, Science and Law 1985; 25:288–294

160. Hoeffer B, Rader J, D M, Lavelle M, Stewart B: Reducing aggressive behavior during bathing cognitively impaired nursing home residents. Journal of Gerontological Nursing 1997; 25:16–23

161. Holmes D, Kennedy SL, Perron A: The mentally ill and social exclusion: a critical examination of the use of seclusion from the patient's perspective. Issues in Mental Health Nursing 2004; 25:559–578

162. Holt E: Rest and restraint. Lancet 2004; 364:829–830

163. Holzworth RJ, Wills CE: Nurses' judgments regarding seclusion and restraint of psychiatric patients: a social judgment analysis. Research in Nursing and Health 1999; 22:189–201

164. Huckshorn KA: Six core strategies to reduce the use of seclusion and restraint – planning tool. 2005; http://www.nasmhd.org

165. Huckshorn KA: Re-designing state mental health policy to prevent the use of seclusion and restraint. Administration and Policy in Mental Health 2006; 33:482–491

166. Huf G, Alexander J, Allen M: Haloperidol plus promethazine for psychosis induced aggression. Cochrane Database of Systematic Reviews 2004; Issue 4. Art. No.: CD005146. DOI: 10.1002/14651858.CD005146.

167. Hurlebaus AE, Link S: The effects of an aggressive behavior management program on nurses' levels of knowledge, confidence and safety. Journal of Nursing Staff Development 1997; 13:260–265

168. Hücker F: Rhetorische Deeskalation. Stuttgart, Boorberg, 1997

169. Hünerfeld P: Deutschland in der Zwangsjacke. In http://www.daserste.de/wwie-wissen/beitrag_dyn~uid,r28x119dcbyr0c86~cm.asp, 2005

170. Ilkiw-Lavalle O, Grenyer BFS, Graham L: Does prior training and staff occupation influence knowledge acquisition from an aggression management training program? International Journal of Mental Health Nursing 2002; 11:233–239

171. Ilkiw-Lavalle O, Grenyer BF: Differences between patient and staff perceptions of aggression in mental health units. Psychiatric Services 2003; 54:389–393

172. Infantino JA, Musingo SY: Assaults and injuries among staff with and without training in aggression control techniques. Hospital and Community Psychiatry 1985; 36:1312–1314

173. International Labour Office, International Council of Nurses, World Health Organization Public Services: Framework guidelines for addressing workplace violence in the health sector. Geneva, International Labour Office, 2002

174. Iverson Gl, Hughes R: Monitoring aggression and problem behaviors in inpatient neuropsychiatric units. Psychiatric Services 2000; 51:1040–1042

175. Jackson C, Knott C, Skeate A, Birchwood M: The trauma of first episode psychosis: the role of cognitive mediation. Australian and New Zealand Journal of Psychiatry 2004; 38:327–333

176. James DV, Fineberg NA, Shah AK, Priest RG: An increase in violence on an acute psychiatric ward. A study of associated factors. British Journal of Psychiatry 1990; 156:846–852

177. Janssen B, Weinmann S, Berger M, Härter M, Held T, Leipert M, Luderer HJ, Schwarz M, Steinert T, Gaebel W: Leitlinienkonformität und Behandlungsergebnisse in der stationären Schizophreniebehandlung. Ein Klinikvergleich. Nervenarzt 2005; 76:315–326

178. Janssen I, Krabbendam L, Bak M, Hanssen M, Vollebergh W, de Graaf R, van Os J: Childhood abuse as a risk factor for psychotic experiences. Acta Psychiatrica Scandinavica 2004; 109:38–45

179. Johannsen J: Vom Frust in der Angehörigengruppe zur Lust an der Angehörigenvisite – eine andere Form der Einbeziehung Angehöriger. In: Mundt CH, Kick H, Fiedler P (Hrsg.) Angehörigenarbeit und psychosoziale Intervention in der Psychiatrie. Regensburg, 1993, S 203–209

180. Johnson K, Morrison EF: Control or negotiation: A health care challenge. Nursing Administration Quarterly 1993; 17:27–33

181. Johnson ME: Being restrained: a study of power and powerlessness. Mental Health Nursing 1998; 19:191–206

182. Jones N, Roberts P, Greenberg N: Peer-group risk assessment: A post-traumatic management strategy for hierarchical organizations. Occupational Medicine 2003; 53:469–475

183. Jürgens A, Kröger D, Marschner R, Winterstein P: Unterbringung und Unterbringungsverfahren. Betreuungsrecht kompakt. München, CH Beck, 2002

184. Kallert TW, Torres-Gonzalez F: Legislation on Coercive Mental Health Care in Europe. Legal Documents and Comparative Assessment of Twelve European Countries. Berlin Bern Bruxelles Frankfurt/M New York Oxford Wien, Peter Lang Europäischer Verlag der Wissenschaften, 2006

185. Kallert TW, Jurjanz L, Schnall K, Glöckner M, Gerdjikov I, Raboch J, Georgiadou E, et al.: Eine Empfehlung zur Durchführungspraxis von Fixierungen im Rahmen der stationären psychiatrischen Akutbehandlung. Ein Beitrag zur Harmonisierung bester klinischer Praxis in Europa. Psychiatrische Praxis 2007; 34:S233–S240

186. Kallert TW, Rymaszewska J, Torres-González F: Differences of Legal Regulations Concerning Involuntary Psychiatric Hospitalization in Twelve European Countries: Implications for Clinical Practice. International Journal of Forensic Mental Health 2007; 6:197–207

187. Kallert TW, Glöckner M, Schützwohl M: Involuntary vs. voluntary hospital admission – a systematic review on outcome diversity. European Archives of Psychiatry and Clinical Neuroscience 2008; 258:195–209

188. Kaltiala-Heino R, Välimäki M, Korkeila J, Tuohimäki C, Lehtinen V: Involuntary medication in psychiatric in-patient treatment. European Psychiatry 2003; 18:290–295

189. Kastrup M: Cultural concerns in the use of coercion. BMC Psychiatry 2007; 7:S60

190. Katsakou C, Priebe S: Outcomes of involuntary hospital admission: A review. Acta Psychiatrica Scandinavica 2006; 114:232–241

191. Katsakou C, Priebe S: Patient's experiences of involuntary hospital admission and treatment: A review of qualitative studies. Epidemiologia e Psichiatria Sociale 2007; 16:172–178

192. Katz P, Kirkland FR: Violence and social structure on mental hospital wards. Psychiatry 1990; 53:262–277

193. Kay SR, Wolkenfeld F, Murrill LM: Profiles of aggression among psychiatric patients. I. Nature and prevalence. Journal of Nervous and Mental Disease 1988; 176:539–546

194. Keller M, Greenberg N, Bobo W, Roberts P, Jones N, Orman D: Soldier peer mentoring care and support: bringing psychological awareness to the front. Military Medicine 2005; 170:355–361

195. Kendler KS, Bulik CM, Silberg J, Hettema JM, Myers J, Prescott CA: Childhood sexual abuse and adult psychiatric and substance use disorders in women: an epidemiological and cotwin control analysis. Archives of General Psychiatry 2000; 57:953–959

196. Ketelsen R, Zechert C, et al.: Entwicklung eines Kooperationsmodells zwischen drei psychiatrischen Kliniken mit dem Ziel der Qualitätssicherung bei Zwangsmaßnahmen am Beispiel der Fixierungsdokumentation. Psychiatrische Praxis 2001; 28:69–74

197. Ketelsen R, Pieters V: Prävention durch Nachbetreuung. Maßnahmen zur tertiären Prävention. In: Ketelsen R, Schulz M, Zechert C (Hrsg.) Seelische Krise und Aggressivität. Bonn, Psychiatrie Verlag, 2004, S 67–78

198. Ketelsen R, Zechert C, Driessen M, Schulz M: Characteristics of aggression in a German psychiatric hospital and predictors of patients at risk. Journal of Psychiatric and Mental Health Nursing 2007; 14:92–99

199. Ketelsen R, Zechert C, Driessen M: Kooperationsmodell zwischen psychiatrischen Kliniken mit dem Ziel der Qualitätssicherung bei Zwangsmaßnahmen. Psychiatrische Praxis 2007:S208–S211

200. Khadivi A, Patel RC, Atkinson AB, et al.: Association between seclusion and restraint and patient-related violence. Psychiatric Services 2004; 55:1311–1312

201. Kiejna A, Janska-Skomorowska M, Baranowski P: Medical procedure with aggressive patients: experiences of the psychiatric clinic in Wroclaw. Psychiatria Polska 1993; 27:501–513

202. Kieser C, Fähndrich E: Wie geht die „Versorgungspsychiatrie" mit gewalttätigen Patienten um? Im Grenzbereich zwischen kommunaler Psychiatrie und Maßregelvollzug. Psychiatrische Praxis 2003; 30:127–132

203. Kilcommons AM, Morrison AP: Relationships between trauma and psychosis: an exploration of cognitive and dissociative factors. Acta Psychiatrica Scandinavica 2005; 112:351–359

204. Kjellin L, Andersson K, Candefjord IL, et al.: Ethical benefits and costs of coercion in short-term inpatient psychiatric care. Psychiatric Services 1997; 48:1567–1570

205. Klinge V: Staff opinions about seclusion and restraint at a state forensic hospital. Hospital and Community Psychiatry 1994; 45:138–141

206. Knutzen M: Use of seclusion and restraint, and its relationship to the patient's gender – a retroperspective multi-center study from three Departments' of Acute Emergency Psychiatry. BMC Psychiatry 2007; 7:P7

207. Kohen I, Preval H, Southhard R, Francis A: Naturalistic study of intramuscular ziprasidone versus conventional agents in agitated elderly patients: retrospective findings from a psychiatric emergency service. American Journal of Geriatric Pharmacotherapy 2005; 3:240–245

208. Kolada C: Patientenrechte psychisch erkrankter Menschen. Bonn, 2006

209. Krakowski M, Czobor P: Gender differences in violent behaviors: relationship to clinical symptoms and psychosocial factors. American Journal of Psychiatry 2004; 161:459–465

210. Krakowski MI, Czobor P, Citrome L, Bark N, Cooper TB: Atypical antipsychotic agents in the treatment of violent patients with schizophrenia and schizoaffective disorder. Archives of General Psychiatry 2006; 63:622–629

211. Krosnar K: Mentally ill patients in central Europe being kept in padlocked, caged beds. British Medical Journal 2003; 327:1249

212. Kuhlmann T, Telentelo S, Winger C: Restraint use with emergency psychiatric patients: a new perspective on racial bias. Psychological Reports 1982; 51:343–347

213. Kunze H: Personenbezogene Behandlung in psychiatrischen Kliniken und darüber hinaus – Gute Praxis und Ökonomie verbinden. Psychiatrische Praxis 2007; 34:145–154

214. Lanza ML: The reactions of nursing staff to physical assault by a patient. Hospital and Community Psychiatry 1983; 34:44–47

215. Lanza ML: Nurses as patient assault victims: An update, synthesis, and recommendations. Archives of Psychiatric Nursing 1992; 6:163–171

216. Lanza ML, Kayne HL, Hicks C, Milner J: Environmental characteristics related to patient assault. Issues in Mental Health Nursing 1994; 15:319–335

217. Laugharne R, Priebe S: Trust, choice and power in mental health – A literature review. Social Psychiatry and Psychiatric Epidemiology 2006; 41:843–852

218. Laupichler K, Voigtländer W: Nutzerbeteiligung in einer psychiatrischen Klinik. Kerbe – Forum für Sozialpsychiatrie 2005; 4:10–12

219. Lawson WB, Yesavage JA, Werner PD: Race, violence and psychopathology. Journal of Clinical Psychiatry 1984; 45:294–297

220. Leadbetter D, Paterson B: De-escalating aggressive behaviour. In: Kidd B, Stark C (Eds.) Management of Violence and Aggression in Health Care. London, Gaskell, 1995, pp. 49–84

221. LeBel J, Stromberg N, Duckworth K, Kerzner J, Goldstein R, Meeks M, Harper G, LaFlair L, Sudders M: Child and Adolescent Inpatient Restraint Reduction: A State Initiative to Promote Strength-Based Care. Journal of the American Academy of Child and Adolescent Psychiatry 2004; 43:37–45

222. Legett J, Silvester J: Care staff attributions for violent incidents involving male and female patients: a field study. British Journal of Clinical Psychology 2003; 42:393–406

223. Lehmann LS, Padilla M, Clark S, Loucks S: Training personnel on the prevention and management of violent behavior. Hospital and Community Psychiatry 1983; 34:40–43

224. Leitlinien.de: Leitlinienqualität. http://www.leitlinien.de (http://www.leitlinien.de leitlinienqualitaet index manual index kap einfuehrung view)

225. Lemonidou C, Priami M, Merkouris A, Kalafati M, Tafas C, Plati C: Nurses' perceptions toward seclusion and use of restraints for psychiatric patients in Greece. European Journal of Psychiatry 2002; 16:81–90

226. Linkemer B: Der professionelle Umgang mit schwierigen Menschen. Landsberg am Lech, MVG, 2000

227. Lion JR, Madden DJ, Christopher RL: A violence clinic. Three years' experience. American Journal of Psychiatry 1976; 133:432–435

228. Lonergan E, Luxenberg J, Colford J, Birks J: Haloperidol for agitation in dementia. Cochrane Database of Systematic Reviews 2002; Issue 2. Art. No.: CD002852. DOI: 10.1002/14651858.CD002852.

229. Lonergan ET, Luxenberg J: Valproate preparations for agitation in dementia. Cochrane Database of Systematic Reviews 2004; Issue 2. Art. No.: CD003945. DOI: 10.1002/14651858.CD003945.pub2.

230. Mackay I, Paterson B, Cassells C: Constant or special observations of inpatients presenting a risk of aggression or violence: nurses' perceptions of the rules of engagement. Journal of Psychiatric and Mental Health Nursing 2005; 12:464–471

231. MacMillan Hl, Fleming JE, Streiner DL, Lin E, Boyle MH, Jamieson E, Duku EK, Walsh CA, Wong MY, Beardslee WR: Childhood Abuse and Lifetime Psychpathology in a Community Sample. American Journal of Psychiatry 2001; 158:1878–1883

232. Maier GJ: Managing threatening behaviour: The role of talk down and talk up. Journal of Psychosocial Nursing and Mental Health Services 1996; 34:25–30

233. Malone RP, Delaney MA, Luebbert JF, Cater J, Campbell M: A double-blind placebo-controlled study of lithium in hospitalized aggressive children and adolescents with conduct disorder. Archives of General Psychiatry 2000; 57:649–654

234. Mann LS, Wise TN, Shay L: A prospective study of psychiatric patients' attitudes toward the seclusion room experience. General Hospital Psychiatry 1993; 15:177–182

235. Maoz G, Stein D, Meged S, et al.: The antiaggressive action of combined haloperidol-propanolol treatment in schizophrenia. European Psychologist 2000; 5:312–325

236. Marder SR: A review of agitation in mental illness: treatment guidelines and current therapies. Journal of Clinical Psychiatry 2006; 67:13–21

237. Marschner R: Zwangsbehandlung in der ambulanten und stationären Psychiatrie. Recht und Psychiatrie 2005; 2:47–51

238. Marschner R: Zivilrechtliche und öffentlich-rechtliche Unterbringung. Betreuungsrechtliche Praxis 2006; 4:125–130

239. Martin KH: Improving staff safety through and aggression management program. Archives of Psychiatric Nursing 1995; 11:211–215

240. Martin V, Steinert T: Ein Vergleich der Unterbringungsgesetze in den 16 deutschen Bundesländern. Krankenhauspsychiatrie 2005; 16:2–12

241. Martin V, Bernhardsgrütter R, Goebel R, Steinert T: The use of mechanical restraint and seclusion in patients with schizophrenia: A comparison of the practice in Germany and Switzerland. Clinical Practice and Epidemiology in Mental Health 2007; a3:1

242. Martin V, Kuster W, Baur M, Bohnet U, Hermelink G, Knopp M, Kronstorfer R, Martinez-Funk B, Roser M, Voigtlander W, Brandecker R, Steinert T: Die Inzidenz von Zwangsmaßnahmen als Qualitätsindikator in psychiatrischen Kliniken. Probleme der Datenerfassung und -verarbeitung und erste Ergebnisse. Psychiatrische Praxis 2007; 34:26–33

243. Martinez RJ, Grimm M, Adamson M: From the other side of the door: patient views of seclusion. Journal of Psychosocial Nursing and Mental Health Services 1999; 37:13–22

244. Mason T: Gender differences in the use of seclusion. Medicine, Science, and the Law 1998; 38:2–9

245. Mason T, Chandley M: Managing violence and aggression: A manual for nurses and health care workers. Edinburgh, Churchill Livingstone, 1999

246. Mason T, Whitehead E: Some specific problems of secluding female patients. Medicine, Science, and the Law 2001; 41:315–324

247. Masters KJ, Wandless D: Use of Pulse oximetry during restraint episodes. Psychiatric Services 2005; 25:1313

248. Mattson M: Neurobiology of aggression: Understanding and preventing violence. Totowa, NJ, Humana Press, 2003

249. Maxfield MC, Lewis RE, Cannon S: Training staff to prevent aggressive behavior of cognitively impaired elderly patients during bathing and grooming. Journal of Gerontological Nursing 1996; 22:37–43

250. McDonnell A: Training care staff to manage challenging behaviour: An evaluation of a three day training course. British Journal of Developmental Disabilities 1997; 43:156–162

251. McGowan S, Wynaden D, Harding N, Yassine A, Parker J: Staff confidence in dealing with aggressive patients: A benchmark exercise. Australian and New Zealand Journal of Mental Health Nursing 1999; 8:104–108

252. Meehan T, Vermeer C, Windsor C: Patients' perceptions of seclusion: a qualitative investigation. Journal of Advanced Nursing 2000; 31:370–377

253. Meehan T, Bergen H, Fjeldsoe K: Staff and patient perceptions of seclusion: has anything changed? Journal of Advanced Nursing 2004; 47:33–38

254. Meyer H, Taiminen T, Vuori T, Aijälä A, Helenius H: Posttraumatic Stress Disorder Symptoms Related to Psychosis and Acute Involuntary Hospitalization in Schizophrenic and Delusional Patients. Journal of Nervous and Mental Disease 1999; 187:343–352

255. Miller RJ, Zadolinnyj K, Hafner RJ: Profiles and predictors of assaultiveness for different psychiatric ward populations. American Journal of Psychiatry 1993; 150:1368–1373

256. Moffitt TE, Caspi A, Harrington H, Milne BJ: Males on the life-course-persistent and adolescence-limited antisocial pathways. Development and Psychopathology 2002; 14:179–207

257. Mohr WK, Petti TA, Mohr BD: Adverse effects associated with physical restraint. Canadian Journal of Psychiatry 2003; 48:330–337

258. Morrison A, Sadler D: Death of a psychiatric patient during physical restraint. Excited delirium – a case report. Medicine, Science, and the Law 2001; 41:46–50

259. Morrison EF: A coercive interactional style as an antecedent to aggression in psychiatric patients. Research in Nursing and Health 1992; 25:421–431

260. Morrison EF, Love CC: An evaluation of four programs for the mangement of aggression in psychiatric settings. Archives of Psychiatric Nursing 2003; 17:146–155

261. Mortimer A: Reducing violence on a secure ward. Psychiatric Bulletin 1995; 19:605–608

262. Mueser KT, Goodman LB, Trumbetta SL, Rosenberg SD, Osher FC, Vidaver R, Auciello P, Foy DW: Trauma and Posttraumatic Stress Disorder in Severe Mental Illness. Journal of Consulting and Clinical Psychology 1998; 66:493–499

263. Mueser KT, Essock SM, Haines M, Wolfe R, Xie H: Posttraumatic stress disorder, supported employment, and outcomes in people with severe mental illness. CNS spectrums 2004; 9:913–925

264. Mueser KT, Salyers MP, Rosenberg SD, Goodman LA, Essock SM, Osher FC, Swartz M, Butterfield MI: Interpersonal trauma posttraumatic stress disorder in patients with severe mental illness: demographic, clinical health correlates. Schizophrenia Bulletin 2004; 30:45–57

265. Munk-Jørgensen P: Has deinstitutionalization gone too far? European Archives of Psychiatry and Clinical Neuroscience 1999; 249:136–143

266. Murray MG, Snyder JC: When staff are assaulted: A nursing consultation support service. Journal of Psychosocial Nursing and Mental Health Services 1991; 29:24–29

267. Myers KM, Dunner DL: Self and other directed violence on a closed acute care ward. The Psychiatric Quarterly 1984; 56:178–188

268. Naber D, Kircher T, Hessel K: Schizophrenic patients' retrospective attitudes regarding involuntary psychopharmacological treatment and restraint. European Psychiatry 1996; 11:7–11

269. Nano Fernsehmagazin: In Handschellen und mit Blaulicht in die Psychiatrie. http://www.3sat.de/nano, 2005

270. National Institute for Clinical Excellence: Violence: the short-term management of disturbed/violent behaviour in psychiatric inpatient settings and emergency departments. National Institute for Clinical Excellence, 2005

271. Nawka P, Hernandez C, Björkdahl A: Eine Empfehlung zur Durchführungspraxis von Fixierungen im Rahmen der stationären psychiatrischen Akutbehandlung. Ein Beitrag zur Harmonisierung bester klinischer Praxis in Europa. Psychiatrische Praxis 2007; 34(Supplement 2):S233–S240

272. Nay WR: Taking Charge of Anger: How to Resolve Conflict, Sustain Relationships, and Express Yourself Withoug Losing Control. New York, Guilford Press, 2004

273. Needham I, Abderhalden C, Dassen T, et al.: Coercive procedures and facilities in Swiss psychiatry. Swiss Medical Weekly 2002; 132:253–258

274. Needham I, Abderhalden C, Meer R, Dassen T, Haug HJ, Halfens RJG, Fischer JE: The effectiveness of two interventions in the management of patient violence in acute mental inpatient settings. Journal of Psychiatric and Mental Health Nursing 2004; 11:595–601

275. Needham I, Abderhalden C, Halfens RJG, Fischer JE, Dassen T: Non-somatic effects of patient aggression in nurses: A systematic literature review. Journal of Advanced Nursing 2005; 49:283–296

276. Needham I, Abderhalden C, Halfens R, Dassen T, Haug H, Fischer J: The effect of a training course in aggression management on mental health nurses' perceptions of aggression: A cluster randomised controlled trial. International Journal of Nursing Studies 2005; 41:649–655

277. Needham I, Abderhalden C, Zeller A, Dassen T, Haug H, Fischer J, Halfens R: The effect of a training course on nursing students' attitudes toward, perceptions of, and confidence in managing patient aggression. Journal of Nursing Education 2005; 44:415–420

278. Needham I: Psychological responses following exposure to violence. In: Richter D, Whittington R (Eds.) Violence in Mental Health Settings: Causes, Consequences, Management. New York, Springer, 2006, pp. 296–318

279. Nelson EC, Heath AC, Madden PA, Cooper ML, Dinwiddie SH, Bichholz KK, Glowinski A, McLaughlin T, Dunne MP, Statham DJ, Martin NG: Association Between Self reported Childhood Sexual Abuse and Adverse Psychosocial Outcomes. Archives of General Psychiatry 2002; 59:139–145

280. Nelstrop L, Chandler-Oatts J, Bingley W, et al.: A systematic review of the safety and effectiveness of restraint and seclusion as interventions for the short-term management of violence in adult psychiatric inpatient settings and emergency departments. Worldviews on evidence-based nursing 2006; 3:8–18

281. Neria Y, Bromet EJ, Carlson GA, Naz B: Assaultive trauma and illness course in psychotic bipolar disorder: findings from the Suffolk county mental health project. Acta Psychiatrica Scandinavica 2005; 111:380–383

282. News and Notes: Legislation to regulate use of restraints and seclusion in mental health facilities introduced in Congress. Psychiatric Services 1999; 50:5

283. Nijman H, Merckelbach H, Allertz W, á Campo J: Prevention of aggressive incidents on a closed ward. Psychiatric Services 1997; 48:694–698

284. Nijman H, Muris P, Merckelbach H, Palmstierna T, Wisted B, Vos AM, van Rixtel A, Allertz W: The Staff Observation rating scale-revised (SOAS-R). Aggressive Behavior 1999; 25:197–209

285. Nijman H, aCampo JM, Ravelli DP, Merckelbach HL: A tentative model of aggression on inpatient psychiatric wards. Psychiatric Services 1999; 50:832–834

286. Nijman H, Evers C, Merckelbach H, Palmstierna T: Assessing aggression severity with the revised staff observation aggression scale. Journal of Nervous and Mental Disease 2002; 190:198–200

287. Nijman H, Palmstierna T, Almvik R, Stolker JJ: Fifteen years of research with the Staff Observation Aggression Scale: A review. Acta Psychiatrica Scandinavica 2005; 111:12–21

288. Nisbett RE, Cohen D: Culture of Honor: The Psychology of Violence in the South. Boulder, CO, Westview Press, 1996

289. Niveau G: Preventing human rights abuses in psychiatric establishments: the work of the CPT. European Psychiatry 2004; 19:146–154

290. Niveau G, Materi J: Psychiatric commitment: over 50 years of case law from the European Court of Human Rights. European Psychiatry 2007; 22:59–67

291. Norko MA, Zonana HV, Phillips RT: Prosecuting assaultive inpatients. Journal of Forensic Sciences 1992; 37:923–931

292. Occupational Safety Health Administration (OSHA): Guidelines for preventing workplace violence for health care and social service workers. Washington, OSHA, 2004

293. Odawara T, Narita H, Yamada Y, et al.: Use of restraint in a general hospital psychiatric unit in Japan. European Archives of Psychiatry and Clinical Neuroscience 2005; 59:605–609

294. Okin RL: Variations among state hospitals in use of seclusion. Hospital and Community Psychiatry 1985; 36:648–652

295. Oldham JM, Russakoff LM, Prusnofsky L: Seclusion: patterns and milieu. Journal of Nervous and Mental Disease 1983; 171:645–650

296. Olsen D: Toward an ethical standard for coerced mental health treatment: least restricitive or most therapeutic. Journal of Clinical Ethics 1998; 9:235–245

297. Omer H: Non-violent resistance: A new approach to violent and self-destructive children. Cambridge, Cambridge University Press, 2004

298. Ore T: Workplace assault management training: An outcome evaluation. Journal of Healthcare Protection Management 2002; 18:61–93

299. Palmstierna T, Wistedt B: Staff observation aggression scale, SOAS: presentation and evaluation. Acta Psychiatrica Scandinavica 1987; 76:657–663

300. Palmstierna T, Huitfeld B, Wistedt B: The relationship of crowding and aggressive behavior on a psychiatric intensive care unit. Hospital and Community Psychiatry 1991; 42:1237–1240

301. Palmstierna T, Wistedt B: Violence in psychiatry, view-points for standardized research. Acta Psychiatrica Scandinavica 2000; 102:79–80

302. Papageorgiou A, King M, Janmohamed A, Davidson O, Dawson J: Advance directives for patients compulsorily admitted to hospital with serious mental illness. British Journal of Psychiatry 2002; 181:513–519

303. Parkes J: Control and restraint training: A study of its effectiveness in a medium secure psychiatric unit. American Journal of Forensic Psychiatry 1996; 7: 525–534

304. Pascual JC, Madre M, Soler J, Barrachina J, Campins MJ, Alvarez E, Perez V: Injectable atypical antipsychotics for agitation in borderline personality disorder. Pharmacopsychiatry 2006; 39:117–118

305. Patel V, Hope RA: A rating scale for aggressive behaviour in the elderly – RAGE. Psychological Medicine 1992; 22:211–221

306. Paterson B, Turnbull J, Aitken I: An evaluation of a training course in the short-term management of violence. Nurse Education Today 1992; 12:368–375

307. Paterson B, Turnbull J: De-escalation in the management of aggression and violence: Towards evidence-based practice. In: Turnbull J, Paterson B (Eds.) Aggression and Violence: Approaches to Effective Management. Basingstoke, Palgrave Macmillan, 1999, pp. 95–123

308. Paterson B, Leadbetter D, Bowie V: Supporting nursing staff exposed to violence at work. International Journal of Nursing Studies 1999; 36:479–486

309. Paterson B, Bradley P, Stark C, et al.: Deaths associated with restraint use in mental and social care in the UK. The results of a preliminary survey. Journal of Psychiatric and Mental Health Nursing 2003; 10:3–15

310. Pearson M, Wilmot E, Padi M: A study of violent behaviour among in-patients in a psychiatric hospital. British Journal of Psychiatry 1986; 149:232–235

311. Perkins J, Leadbetter D: An evaluation of aggression management training in a special educational setting. Emotional and Behavioral Difficulties 2002; 7:19–34

312. Peskind ER, Tsuang DW, Bonner LT, Pascualy M, Rieske RG, Snowden MB, Thomas R, Raskind MA: Propanolol for disruptive behaviours in nursing home residents with propable or possible Alzheimer disease: A placebo-controlled study. Alzheimer Disease Associated and Disorders 2005; 19:23–28

313. Petti TA, Mohr WK, Somers JW, Sims L: Perceptions of seclusion and restraint by patients and staff in an intermediate term care facility. Journal of Child and Adolescent Psychiatric Nursing 2001; 4:115–127

314. Peukert R: Leidenschaftlich gefordert, selten erreicht – Krisenhilfe aus Sicht der Angehörigen. In: Müller W, Scheuermann U (Hrsg.) Praxis Krisenintervention. Ein Handbuch für helfende Berufe: Psychologen, Ärzte, Sozialpädagogen, Pflege- und Rettungskräfte. Stuttgart, 2004, S 147–156

315. Pieters V: Macht Zwang Sinn. Subjektives Erleben, Behandlungsbewertungen und Therapieerfolge bei gerichtlichen Unterbringungen schizophrener Menschen. Bonn, Psychiatrie Verlag, 2003

316. Plutchik R, Karasu TB, Conte HR, et al.: Toward a rationale for the seclusion process. Journal of Nervous and Mental Disease 1978; 166:571–579

317. Popp W: Zwangsbehandlung von psychisch Kranken im Betreuungsrecht. Frankfurt/M, Peter Lang Verlag, 2003

318. Porat S, Bornstein J, Shemesh AA: The use of restraint on patient in Israeli psychiatric hospitals. British Journal of Nursing 1997; 10:864–866, 868–873

319. Poulsen HD, Engberg M: Validation of psychiatric patients' statements on coercive measures. Acta Psychiatrica Scandinavica 2001; 103:60–65

320. Price TB, David B, Otis D: The use of restraint and seclusion in different racial groups in an inpatient forensic setting. Journal of the American Academy of Psychiatry and the Law 2004; 32:163–168

321. Ramchandani D, Akhtar R, Helfrich J: Seclusion of psychiatric inpatients: a general hospital perspective. International Journal of Social Psychiatry 1981; 27:309–315

322. Rasmussen K, Levander S: Crime and violence among psychiatric patients in a maximun security psychiatric hospital. Criminal, Justice and Behaviour 1996; 23:455–447

323. Ratey JJ, Sorgi P, O'Driscoll GA, et al.: Nadolol to treat aggression and psychiatric symptomatology in chronic psychiatric inpatients: A double-blind, placebo-controlled study. Journal of Clinical Psychiatry 1992; 53:41–46

324. Read J, van Os J, Morrison AP, Ross CA: Childhood trauma, psychosis and schizophrenia: a literature review with theoretical and clinical implications. Acta Psychiatrica Scandinavica 2005; 112:330–350

325. Rice MF, Helzel MF, Varney GW, Quinsey VI: Crisis prevention and intervention training for psychiatric hospital staff. American Journal of Community Psychology 1985; 13:289–304

326. Richter D: Patientenübergriffe auf Mitarbeiter psychiatrischer Kliniken. Freiburg im Breisgau, Lambertus, 1999

327. Richter D, Berger K: Patientenübergriffe auf Mitarbeiter – Eine prospektive Untersuchung der Häufigkeit, Situationen und Folgen. Nervenarzt 2001; 72: 693–699

328. Richter D, Fuchs JM, Bergers KH: Konfliktmanagement in psychiatrischen Einrichtungen. Münster/Düsseldorf, Gemeindeunfallversicherungsverband Westfalen-Lippe, Rheinischer Gemeindeunfallversicherungsverband, Landesunfallkasse Nordrhein-Westfalen, 2001

329. Richter D: Qualitätsindikatoren für die psychiatrische Versorgung – Eine Übersicht über Kriterien, Methoden und Probleme. Krankenhauspsychiatrie 2004; 15:1–10

330. Richter D: Non-physical conflict management and de-escalation. In: Richter D, Whittington D (Eds.) Violence in Mental Health Settings: Causes, Consequences, Management. New York, Springer, 2006, pp. 125–144

331. Richter D, Berger K: Post-traumatic stress disorder in mental health staff following a patient assault: A prospective follow-up study. BMC Psychiatry 2006; 6:15

332. Richter D, Needham I, Kunz S: The effects of aggression management trainings for mental health care and disability care staff: A systematic review. In: Richter D, Whittington D (Eds.) Violence in Mental Health Settings: Causes, Consequences, Management. New York, Springer, 2006, pp. 211–227

333. Richter D, Needham I: Effekte von Trainingsprogrammen zum Aggressionsmanagement für Mitarbeiterinnen und Mitarbeiter von Einrichtungen der Psychiatrie und Behindertenhilfe: Systematische Literaturübersicht. Psychiatrische Praxis 2007; 34:7–14

334. Rittmannsberger H, Lindner H: Erste Erfahrungen mit dem Angebot einer Behandlungsvereinbarung. Psychiatrische Praxis 2006; 33:95–98

335. Rosen B: Written treatment contracts: their use in planning treatment programmes for in-patients. British Journal of Psychiatry 1978; 133:410–415

336. Ruesch P, Miserez B, Hell D: Gibt es ein Täterprofil des aggressiven Psychiatrie-Patienten? Nervenarzt 2003; 74:259–265

337. Ryan JA, Poster EC: The assaulted nurse: Short-term and long-term responses. Archives of Psychiatric Nursing 1989; 3:323–331
338. Saage E, Göppinger H: Freiheitsentziehung und Unterbringung. 3., völlig neu bearbeitete Auflage. München, CH Beck, 1994
339. Sagduyu K, Hornstra RK, Munro S, Bruce-Wolfe V: A comparison of the restraint and seclusion experiences of patients with schizophrenia or other psychotic disorders. Missouri Medicine 1995:303–307
340. Sailas E, Fenton M: Seclusion and restraint for people with serious mental illnesses. The Cochrane Database of Systematic Reviews 2000; 10.1002/14651858.CD 001163(4)
341. Sailas E, Wahlbeck K: Restraint and seclusion in psychiatric inpatient wards. Current Opinion in Psychiatry 2005; 18:555–559
342. Sajatovic M, Sultana D, Bingham CR, et al.: Gender related differences in clinical characteristics and hospital based resource utilization among older adults with schizophrenia. International Journal of Geriatric Psychiatry 2002; 17:542–548
343. Salander Renberg E, Johansson BM, Kjellin L: Perceived coercion and its determinants at psychiatric admission – are there sex specific patterns? BMC Psychiatry 2007; 7:P19
344. San L, Arranz B, Querejeta I, Barrio S, De la Gándara J, Pérez V: A naturalistic multicenter study of intramuscular olanzapine in the treatment of acutely agitated manic or schizophrenic patients. European Psychiatry 2006; 21:539–534
345. Savage L, Salib E: Seclusion in psychiatry. Nursing Standard 1999; 13:34–37
346. Schanda H: Problems in the treatment of mentally ill offenders – a problem of general psychiatry? Psychiatrische Praxis 2000; 27:72–76
347. Schaub HA, Bungenstock A, Flessner L, Hess-Diebächer D: Rückfallprophylaxe in der Sozialpsychiatrie. Sozialpsychiatrische Informationen 1996; 26:9–15
348. Schmidt-Michel PO: Gibt es etwas strukturell Böses in psychiatrischen Versorgungssystemen? Beispiele kollektiver Unachtsamkeit in der Psychiatrie in Südost-Europa. Neurotransmitter 2006; Suppl. 2:56–59
349. Schneider LS, Dagerman KS, Insel P: Risk of death with atypical antipsychotic drug treatment for dementia: meta-analysis of randomized placebo-controlled trials. Journal of the American Medical Association 2005; 294:1934–1943
350. Schneider LS, Dagerman K, Insel PS: Efficacy and adverse effects of atypical antipsychotics for dementia: Metaanalysis of randomized, placebo-controlled trials. American Journal of Geriatric Psychiatry 2006; 14:291–210
351. Schneider LS, Tariot PN, Dagerman KS, Davis SM, Hsiao JK, Ismail MS, Lebowitz BD, et al.: Effectiveness of atypical antipsychotic drugs in patients with Alzheimer's disease. New England Journal of Medicine 2006; 355:1525–1538
352. Schulz M, Zechert C: Die fremdaggressive Notfallsituation – Maßnahmen zur sekundären Prävention. In: Ketesen R, Schulz M, Zechert M (Hrsg.) Seelische Krise und Aggressivität. Der Umgang mit Deeskalation und Zwang. Bonn, Psychiatrie-Verlag, 2004, S 54–66
353. Schweizer Akademie der Medizinischen W: Zwangsmaßnahmen in der Medizin. Medizinisch-ethische Richtlinien der Schweizer Akademie der Medizinischen Wissenschaften. Schweizer Ärztezeitung 2004; 84:2707–2714
354. Sebit MB, Siziya S, Acudo SW, Mhondoro E: Use of seclusion and restraint in psychiatric patients in Harare Hospital Psychiatric Unit, Zimbabwe: gender differences. Central African Journal of Medicine 1998; 44:277–280

355. Seedat S, Stein MB, Oosthuizen PP, et al.: Linking posttraumatic stress disorders and psychosis: a look at epidemiology, phenomenology, and treatment. Journal of Mental Diseases 2003; 191:675–681

356. Sequeira Halstead S: Control and restraint in the UK: Service user perspectives. British Journal of Forensic Practice 2002; 4:9–18

357. Shah A: The relationship between two scales measuring aggressive behavior among continuing-care psychogeriatric inpatients. International Psychogeriatrics 1997; 9:471–477

358. Shah A, De T: The effect of an educational intervention package about aggressive behaviour directed at the nursing staff on a continuing care psychogeriatric ward. International Journal of Geriatric Psychiatry 1998; 13:35–40

359. Shaw K, McFarlane A, Bookless C: The Phenomenology of Traumatic Reactions to Psychotic Illness. Journal of Nervous and Mental Disease 1997; 185: 434–441

360. Sheline Y, Nelson C: Patient choice: deciding between psychotropic medication and physical restraints in an emergency. Bulletin of the American Acadamy of Psychiatry and the Law 1993; 21:321–329

361. Shevlin M, Dorahy MJ, Adamson G: Trauma and psychosis: An analysis of the National Comorbidity Survey. American Journal of Psychiatry 2007; 164:166–169

362. Singh SP, Croudace T, Beck A, Harrison G: Perceived ethnicity and the risk of compulsory admission. Social Psychiatry and Mental Health Services 1997; 33:39–44

363. Sjöstrom N, Eder DN, Malm U, Beskow J: Violence and its prediction at a psychiatric hospital. European Psychiatry 2001; 16:459–465

364. Smith GM, Davis RH, Bixler EO, Lin HM, Altenor A, Altenor RJ, Hardenstine BD, et al.: Pennsylvania State Hospital System's Seclusion and Restraint Reduction Program. Psychiatric Services 2005; 56:1115–1122

365. Smolka M, Klimitz H, Scheuring B, Fähndrich E: Zwangsmaßnahmen in der Psychiatrie aus der Sicht der Patienten. Nervenarzt 1997; 68:888–895

366. Smooth Sl, Gonzales JL: Cost-effective communication skills training for state hospital employees. Psychiatric Services 1995; 46:819–822

367. Soliday SM: A comparison of patients and staff attitudes toward seclusion. Journal of Nervous and Mental Disease 1985; 173:282–286

368. Soloff PH, Turner SM: Patterns of seclusion: a prospective study. Journal of Nervous and Mental Disease 1981; 169:37–44

369. Spengler A, Dressing H, Koller M, Salize JH: Zwangseinweisungen – bundesweite Basisdaten und Trends. Nervenarzt 2005; 76:363–370

370. Spengler A: Zwangseinweisungen psychisch Kranker – wie spezifisch sind die Unterschiede in den Bundesländern? Psychiatrische Praxis 2007; 34 (Suppl. 2): S196–S202

371. Spengler A: Zwangseinweisungen in Deutschland – Basisdaten und Trends. Psychiatrische Praxis 2007 (Suppl 2):S191–195

372. Spießl H, Krischker S, Cording C: Aggressive Handlungen im Psychiatrischen Krankenhaus. Psychiatrische Praxis 1998; 25:227–230

373. Srebnik DS, Russo J, Sage J, Peto T, Zick E: Interest in psychiatric advance directives among high users of crisis services and hospitalization. Psychiatric Services 2003; 56:592–598

374. St. Thomas Psychiatric Hospital: A program for the prevention and management of disturbed behavior. Hospital and Community Psychiatry 1976; 27:724–727

375. Steering Committee on Bioethics of the Council of Europe: White paper on the protection of the human rights and dignity of people suffering from mental disorders, especially those placed as involuntary patients in a psychiatric establishment. http://www.ijic.org/docs/psychiatry.pdf, 2000

376. Steinert T, Vogel WD, Beck M, Kehlmann S: Aggressionen psychiatrischer Patienten in der Klinik. Eine 1-Jahres-Studie an vier psychiatrischen Landeskrankenhäusern. Psychiatrische Praxis 1991; 18:155–161

377. Steinert T, Hermer U, Faust V: Die Motivation aggressiven Patientenverhaltens in der Einschätzung von Ärzten und Pflegepersonal. Krankenhauspsychiatrie 1995; 6:11–16

378. Steinert T, Hermer K, Faust V: Comparison of aggressive and non-aggressive schizophrenic inpatients matched for age and sex. European Journal of Psychiatry 1996; 10:100–107

379. Steinert T, Gebhardt RP: Wer ist gefährlich? Probleme der Validität und Reliabilität bei der Erfassung und Dokumentation von fremdaggressivem Verhalten. Psychiatrische Praxis 1998; 25:221–226

380. Steinert T, Gebhardt RP: Erfolgen Zwangsmaßnahmen willkürlich? Psychiatrische Praxis 2000; 27:282–285

381. Steinert T, Woelfle M, Gebhardt RP: Aggressive behaviour during in-patient treatment. Measurement of violence during in-patient treatment and association with psychopathology. Acta Psychiatrica Scandinavica 2000; 102:107–112

382. Steinert T: Reduzierung von Gewalt und Zwang an psychiatrischen Kliniken. Krankenhauspsychiatrie 2000; 11:53–59

383. Steinert T, Hinüber W, Arenz D, Röttgers HR, Biller N, Gebhardt RP: Ethische Konflikte bei der Zwangsbehandlung schizophrener Patienten. Entscheidungsverhalten und Einflussfaktoren an drei prototypischen Fallbeispielen. Nervenarzt 2001; 72:700–708

384. Steinert T: Psychische Erkrankung und Gewaltkriminalität: Mythen und Fakten. Deutsche Medizinische Wochenschrift 2001; 126:378–382

385. Steinert T: Prediction of inpatient violence. Acta Psychiatrica Scandinavica 2002; 106:133–142

386. Steinert T, Schmid P: Effect of voluntariness of participation in treatment on short-term outcome of inpatients with schizophrenia. Psychiatric Services 2004; 55:786–791

387. Steinert T: Indikationen von Zwangsmaßnahmen in psychiatrischen Kliniken. In: Ketesen R SM, Zechert M, (Hrsg.) Seelische Krise und Aggressivität. Der Umgang mit Deeskalation und Zwang. Bonn, Psychiatrie-Verlag, 2004, S 44–52

388. Steinert T, Kohler T: Aggression, Gewalt und antisoziales Verhalten. In: Madler C, Jauch KW, Werdan K, Siegrist J, Pajonk FG (Hrsg.) Das NAW-Buch. Akutmedizin der ersten 24 Stunden. München, Jena, Urban and Fischer, 2005, S 765–773

389. Steinert T, Lepping P, Baranyai R, Hoffmann M, Leherr H: Compulsory admission and treatment in schizophrenia: A study of ethical attitudes in four European countries. Social Psychiatry and Psychiatric Epidemiology 2005; 40:635–641

390. Steinert T, Kallert TW: Medikamentöse Zwangsbehandlung in der Psychiatrie. Psychiatrische Praxis 2006; 33:160–169

391. Steinert T: Prediction of violence in in-patient settings. In: Richter D, Whittington R (Hrsg.) Violence in Clinical Psychiatry. Causes, consequences, management. New York, Springer, 2006, pp 111–123

392. Steinert T, Bergbauer G, Schmid P, Gebhardt RP: Seclusion and restraint in patients with schizophrenia: clinical and biographical correlates. Journal of Nervous and Mental Disease 2007; 195:492–496

393. Steinert T, Bergk J: A randomised study comparing seclusion and mechanical restraint in people with serious mental illness. European Psychiatry 2007; 22: S220

394. Steinert T, Martin V, Baur M, Bohnet U, Goebel R, Hermelink G, Kronstorfer R, Kuster W, Martinez-Funk B, Roser M, Schwink A, Voigtländer W: Diagnosis-related frequencies of compulsory measures in 10 German psychiatric hospitals and correlates with hospital characteristics. Social Psychiatry and Psychiatric Epidemiology 2007; 42:140–145

395. Steinert T: Die Klinik als Ort eingeschränkten Rechtsschutzes. Ein Kommentar zum Beitrag von F. M. Böcker. Psychiatrische Praxis 2008; 35:46–47

396. Stevenson S: Heading off violence with verbal de-escalation. Journal of Psychosocial Nursing and Mental Health Services 1991; 29:6–10

397. Suh GH, Son GH, Ju YS, Jcho KH, Yeon BK, Shin YM, Kee BS, Choi SK: A randomized, double-blind, crossover comparison of risperidone and haloperidol in Korean dementia patients with behavioral disturbances. American Journal of Geriatric Psychiatry 2004; 12:509–516

398. Swanson JW, Swartz MS, Elbogen EB, van Dorn RA: Reducing violence in persons with schizophrenia: olanzapine versus risperidone. Journal of Clinical Psychiatry 2004; 65:1666–1673

399. Swanson JW, Swartz MS, Elbogen EB: Effectiveness of atypical antipsychotic medications in reducing violent behavior among persons with schizophrenia in community-based treatment. Schizophrenia Bulletin 2004; 30:3–20

400. Swanson JW, Van McCrary S, Swartz MS, Elbogen EB, van Dorn RA: Superseding psychiatric advance directives: ethical and legal considerations. Journal of the American Academy of Psychiatry and the Law 2006; 34:385–394

401. Swanson JW, Swartz M, Ferron J, Elbogen E, van Dorn R: Psychiatric advance directives among puplic mental health consumers in five U.S. cities: prevalence, demand and correlates. Journal of the American Academy of Psychiatry and the Law 2006; 34:43–57

402. Tardiff K, Sweillam A: Assault, suicide, and mental illness. Archives of General Psychiatry 1980; 37:164–169

403. Tardiff K: Emergency control measures for psychiatric inpatients. Journal of Nervous and Mental Disease 1981; 169:614–618

404. Tardiff K, Sweillam A: Assaultive behavior among chronic inpatients. American Journal of Psychiatry 1982; 139:212–215

405. Tavcar R, Dernovsek MZ, Grubic VN: Use of coercive measures in a psychiatric intensive care unit in Slovenia. Psychiatric Services 2005; 56:491–492

406. Telintelo S, Kuhlmann TL, Winget C: A study of the use of restraint in the emergency room. Hospital and Community Psychiatry 1983; 34:164–165

407. Terpstra Tl, Terpstra TL, Pettee EJ, Hunter M: Nursing staff's attitudes toward seclusion and restraint. Journal of psychosocial nursing and mental health services 2001; 39:20–28

408. Thackrey M: Clinician confidence in coping with patient aggression: Assessment and enhancement. Professional Psychology, Research and Practice 1987; 18:57–60

409. Thiel A, Röttgers HR: Zwangsbehandlung von psychisch kranken Menschen nach dem Betreuungsrecht. Psychiatrische Praxis 2006; 33:196–201

410. Tietze A: Zwangsbehandlung in der Unterbringung. Betreuungsrechtliche Praxis 2006; 4:131–135

411. Tooke SK, Brown JS: Perceptions of seclusion: Comparing patient and staff reactions. Journal of Psychosocial Nursing and Mental Health Services 1992; 30:23–26

412. TREC Collaborative Group: Rapid tranquillisation for agitated patients in emergency psychiatric rooms: a randomised trial of midazolam versus haloperidol plus promethazine. British Medical Journal 2003; 327:708–713

413. Tunde-Ayinmode M, Little J: Use of seclusion in a psychiatric acute inpatient unit. Australasian Psychiatry 2004; 12:347–351

414. Tuohimaki C, Kaltiala-Heino R, Korkeila J, et al.: The use of harmful to others-criterion for involuntary treatment in Finland. European Journal of Health Law 2003; 10:183–199

415. Tyrer SP, Walsh A, Edwards DE, Berney TP, Stephens DA: Factors associated with a good response to lithium in aggressive mentally handicapped subjects. Progress in Neuro-Psychopharmacology and Biological Psychiatry 1984; 8:751–755

416. United Kingdom Central Council for Nursing, Midwifery, Health, Visiting: The recognition, prevention and therapeutic management of violence in mental health care – a summary. London, UKCC, 2002

417. van Rixtel A, Nijman H, Jansen A: Aggressie en psychiatrie: Heeft training effect? Verpleegkunde 1997; 12:111–119

418. Velasco J, Eells TD, Anderson R, Head M, Ryabik B, Mount R, Lippmann S: A two-year follow-up on the effects of a smoking ban in an inpatient psychiatric service. Psychiatric Services 1996; 47:869–871

419. Verhey FR, Verkaaik M, Lousberg R: Olanzapine versus haloperidol in the treatment of agitation in elderly patients with dementia: Results of a randomized controlled double-blind trial. Dementia and Geriatric Cognitive Disorders 2006; 21:1–8

420. Versorgungsleitlinien: Glossar. http://www.versorgungsleitlinien.de/

421. Vollmann J: Die Selbstbestimmung von Patientinnen und Patienten in der sozialpsychiatrischen Praxis. Ein medizinethisches Modell und seine praktische Umsetzung. Psychiatrische Praxis 1997; 24:181–184

422. Watson TI, Bowers WA, Anderson AE: Involuntary treatment of eating disorders. American Journal of Psychiatry 2000; 157:1806–1810

423. Way BB, Banks SM: Use of seclusion and restraint in public psychiatric hospitals: Patient characteristics and facility effects. Hospital and Community Psychiatry 1990; 41:75–81

424. Wesuls R, Heinzmann T, Brinker L: Professionelles Deeskalationsmanagement (ProDeMa) Praxisleitfaden zum Umgang mit Gewalt und Aggression in Gesundheitsberufen. Karlsruhe, Badischer Gemeindeunfallversicherungsverband/ Badische Unfallkasse, 2003

425. Whittington R, Wykes T: Staff strain and social support in a psychiatric hospital following assault by a patient. Journal of Advanced Nursing 1992; 17: 480–486

426. Whittington R, Wykes T: An observational study of associations between nurse behaviour and violence in psychiatric hospitals. Journal of Psychiatric and Mental Health Nursing 1994; 1:85–92

427. Whittington R, Patterson R: Verbal and non-verbal behaviour immediately prior to aggression by mentally disordered people: Enhancing the assessment of risk. Journal of Psychiatric and Mental Health Nursing 1996; 3:47–54

428. Whittington R, Wykes T: An evaluation of staff training in psychological techniques for the management of patient aggression. Journal of Clinical Nursing 1996; 5:257–261

429. Whittington R, Wykes T: Aversive stimulation by staff and violence by psychiatric patients. British Journal of Clinical Psychology 1996; 35:11–20

430. Whittington R, Richter D: Interactional aspects of violent behaviour on acute psychiatric wards. Psychology, Crime, and Law 2005; 11:377–388

431. Whittington R, Baskind E, Paterson B: Coercive measures in the management of imminent violence: Restraint, seclusion and enhanced observation. In: Richter D, Whittington R (Eds.) Violence in mental health settings. Causes, consequences, management. New York, Springer, 2006, pp. 145–172

432. Whittington R, Richter D: From the individual to the interpersonal: Environment and interaction in the escalation of violence in mental health settings. In: Richter D, Whittington R (Eds.) Violence in Mental Health Settings: Causes, Consequences, Management. New York, Springer, 2006, pp. 47–68

433. Wild TC, Roberts AB, Cooper EL: Compulsory substance abuse treatment: an overview of recent findings and issues. European Addiction Research 2002; 8:84–93

434. Wilkinson CL: An evaluation of an educational program on the management of assaultive behaviours. Journal of Gerontological Nursing 1999; 25:6–11

435. Winstanley S, Whittington R: Anxiety, burnout and coping in general hospital staff exposed to workplace aggression: a cyclical model of burnout and vulnerability to aggression. Work and Stress 2002; 16:302–315

436. Wise TN, Mann LS, Murray C, Lopez CL: Attitudes of non-secluded patients toward seclusion rooms. General Hospital Psychiatry 1988; 10:280–284

437. Wistedt B, Rasmussen A, Pedersen L, Malm U, Traskman-Bendz L, Wakelin J, Bech P: The development of an observer-scale for measuring social dysfunction and aggression. Pharmacopsychiatry 1990; 23:249–252

438. World Health Organization: WHO ressource book on mental health, human rights and legislation. Stop exclusion, dare to care. World Health Organization, 2005

439. Wright P, M B, David SR, Meehan K, Ferchland I, Alaka KJ, Saunders J, et al.: Double-blind, placebo-controlled comparison of intramuscular olanzapine and intramuscular haloperidol in the treatment of acute agitation in schizophrenia. American Journal of Psychiatry 2001; 158:1149–1151

440. Wright S: Control and restraint techniques in the management of violence in inpatient psychiatry: A critical review. Medicine, Science and the Law 2003; 43:31–38

441. Wyant M, Diamond B, Neal E, Sloan A, Borison RL: The use of midazolam in acutely agitated psychiatric patients. Psychopharmacology Bulletin 1990; 26: 126–129

442. Wykes T, Whittington R: Coping strategies used by staff following assault by a patient: An exploratory study. Work Stress 1991; 5:37–48

443. Wykes T, Whittington R: Reactions to assault. In: Wykes T (Eds.) Violence and Health Care Professionals. London, Chapman and Hall, 1994, pp. 105–126

444. Wykes T, Whittington R: Prevalence and predictors of early traumatic stress reactions in assaulted psychiatric nurses. American Journal of Forensic Psychiatry 1998; 9:643–658

445. Wynn R: Medicate, restrain or seclude: Strategies for dealing with violent and threatening behaviour in a Norwegian university psychiatric hospital. Scandinavian Journal of Caring Science 2002; 16:287–291

446. Wynn R: Staff's attitudes to the use of restraint and seclusion in a Norwegian university psychiatric hospital. Nordic Journal of Psychiatry 2003; 57:453–459

447. Yudofsky SC, Silver JM, Jackson W, Endicott J, Williams D: The Overt Aggression Scale for the objective rating of verbal and physical aggression. American Journal of Psychiatry 1986; 143:35–39

448. Zarola A, Leather P: Violence and aggression management training for trainers and managers: A national evaluation of the training provision in healthcare settings. London, Health and Safety Executive, 2006

449. Zeiler J: Die sanfte Psychiatrie – Metamorphosen der Gewalt? Psychiatrische Praxis 1997; 24:106

450. Zun LS: A prospective study of the complication rate of use of patient restraint in the emergency department. Journal of Emergency Medicine 2003; 24:119–124

Printing and Binding: Stürtz GmbH, Würzburg

Printed and bound by PG in the USA